BEI GRIN MACHT SICH IHR WISSEN BEZAHLT

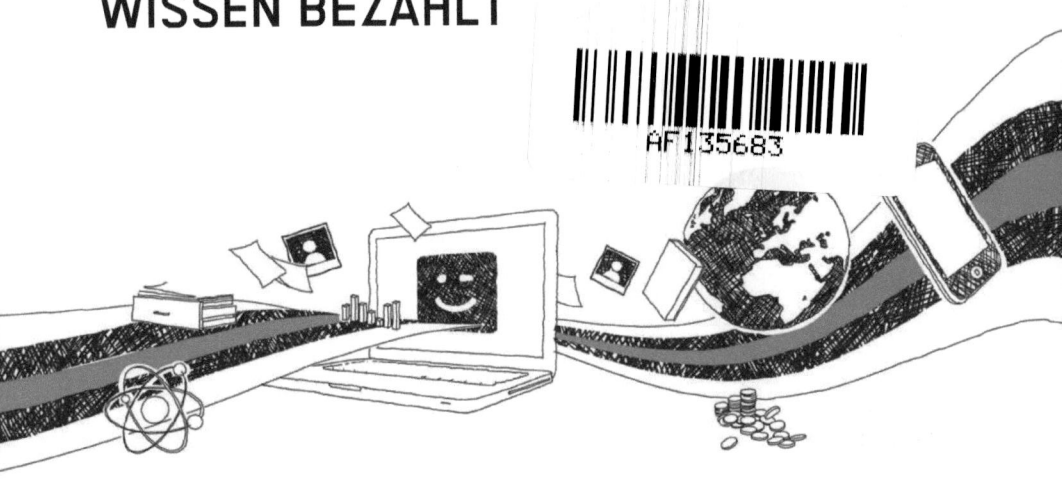

AF135683

- Wir veröffentlichen Ihre Hausarbeit,
  Bachelor- und Masterarbeit

- Ihr eigenes eBook und Buch -
  weltweit in allen wichtigen Shops

- Verdienen Sie an jedem Verkauf

Jetzt bei www.GRIN.com hochladen und kostenlos publizieren

GRIN

Organtransplantation. Sollte spenden Pflicht sein?

Bibliografische Information der Deutschen Nationalbibliothek:

Die Deutsche Nationalbibliothek verzeichnet diese Publikation in der Deutschen Nationalbibliografie; detaillierte bibliografische Daten sind im Internet über http://dnb.d-nb.de abrufbar.

ISBN: 9783346698940
Dieses Buch ist auch als E-Book erhältlich.

© GRIN Publishing GmbH
Nymphenburger Straße 86
80636 München

Alle Rechte vorbehalten

Druck und Bindung: Books on Demand GmbH, Norderstedt Germany
Gedruckt auf säurefreiem Papier aus verantwortungsvollen Quellen

Das vorliegende Werk wurde sorgfältig erarbeitet. Dennoch übernehmen Autoren und Verlag für die Richtigkeit von Angaben, Hinweisen, Links und Ratschlägen sowie eventuelle Druckfehler keine Haftung.

Das Buch bei GRIN: https://www.grin.com/document/1253840

Organtransplantationen
Sollte spenden Pflicht sein?

Fach: Ethik

Inhaltsverzeichnis

1. Einleitung

„Organspende – Die Entscheidung zählt!"[1] Diese Aufklärungskampagne der BZgA soll helfen, besser über postmortale Transplantationen innerer Organe aufzuklären. Sie zielt vor allem auf den dringenden Entschluss für oder gegen die Organspende ab. Neben der Entscheidung stellt auch die Frage nach einer Organspendepflicht einen aktuellen, tiefgreifenden Konflikt dar, welcher im Folgenden diskutiert wird. Das Verfahren der Organspende ist dabei noch sehr jung: 1883 wurde von dem Schweizer Chirurg Theodor Kocher erstmalig Gewebe transplantiert[2] – ein Meilenstein in der Geschichte der Medizin, und bis heute eine gängige Heilungsmethode. Die Organtransplantation beischreibt das Übertragen der Organe von Verstorbenen oder Lebendspendern[3] auf schwerkranke Patienten, deren Organfunktionen gestört sind. Diese Thematik verdient besondere Aufmerksamkeit, da sie sowohl die gängigste, als auch die umstrittenste Variante, Leben zu retten, darstellt: Tod kann lebenserhaltend sein. Auch der Kontakt mit der Problematik durch einen Fall innerhalb der Familie führte zur intensiven Auseinandersetzung und näheren Untersuchung von Organtransplantationen. Doch die modernisierte Organspende wirft Fragen auf: Was spricht dafür, was dagegen? Greift die postmortale Organentnahme in die Autonomie des Menschen ein? Ist eine Organspendepflicht aus ethischer Sicht vertretbar? Wie werden Transplantationen in Deutschland geregelt und wovon hängt die Spendenbereitschaft ab?

Ein Telefoninterview mit Betroffenen, sowie eine digitale Umfrage sollen helfen, ebenjenen Fragen auf den Grund zu gehen (Anh. 20-25). Die Umfrageergebnisse, sowie das Interview werden in den einzelnen Kapiteln analysiert. Diese Formen der Eigenleistung eignen sich besonders gut für die komplexe Leistung, weil dadurch die subjektiven Wahrnehmungen verschiedener Bevölkerungsgruppen zum Thema Organspende und Organspendepflicht am besten erfasst und dargestellt werden können. Ziel dieser Arbeit ist es, eine mögliche Organspendepflicht kritisch zu hinterfragen und das Für und Wider der Transplantationsmedizin zu diskutieren. Die Frage nach der Angemessenheit des Hirntodkriteriums bleibt hierbei unberücksichtigt, da diese den Rahmen der Arbeit überschreiten würde. Außerdem dient die schriftliche Ausarbeitung zur Aufklärung und Meinungsbildung des Lesers. Die Schwerpunkte liegen herbei auf den ethischen Grundsteinen der Organspende und den Möglichkeiten zur Regelung einer Organspendepflicht.

---

[1] ebd. BzgA (2021): Die Kampagne „Organspende – Die Entscheidung zählt!". https://www.organspende-info.de/die-kampagne.html [Stand: 20.04.2021].
[2] vgl. Makenthun, Bastian (2021): Geschichte der Transplantation. Historischer Überblick. https://www.transplant-wissen.de/geschichte-der-transplantation/ [Stand: 16.04.2021].
[3] In der folgenden Arbeit wird aus Gründen der besseren Lesbarkeit ausschließlich die männliche Form verwendet. Sie bezieht sich auf Personen jeden Geschlechts.

2. Bereitschaft zur Spende

"Ich bin Organspender, weil ich ungern Dinge wegschmeiße, die vielleicht wer anders gebrauchen kann."[4] Dieser Satz wurde 2016 Twitter-Userin "@kulturbolschewi" veröffentlicht. Doch nicht jeder spricht sich, wie @kulturbolschewi, zugunsten einer solchen Transplantation aus. Skepsis und Zustimmung können abhängig von verschiedenen Faktoren sein. Bspw. ergab sich bei der Auswertung der Umfrage, dass mehr Befragte als vermutet die Organspende nicht unterstützen. (Abb. 6, Anh. 20-22) Daran ist besonders gut sichtbar, dass die Selbstverständlichkeit, "ja" zur Spende zu sagen, nicht die Regel darstellt. Genau dieser Punkt erweist sich als Problem, dessen Ursachen es herauszufinden gilt. Woran liegt es, dass Menschen so unterschiedlich über die Thematik "Organtransplantationen" denken?

2.1 Zwischenmenschliche Differenzen

In der Umfrage (Anh. 20-22) wurden die Aspekte Alter, Wissensstand zur Transplantationsmedizin, und emotionale Beteiligung bzgl. der Entscheidung für oder gegen eine Organspende, erfragt. Welchen Einfluss hatten diese Faktoren auf die Wahl der Teilnehmer? Zuerst lässt sich vermuten, dass es unterschiedliche Positionen aufgrund des Alters gibt. Die Umfrage hat 65 Personen von 15 bis 69 J. erfasst. Da die Differenz von 54 J. eine große Ausdehnung annimmt, sind altersmäßig beeinflusste Meinungen nicht sehr abwegig.

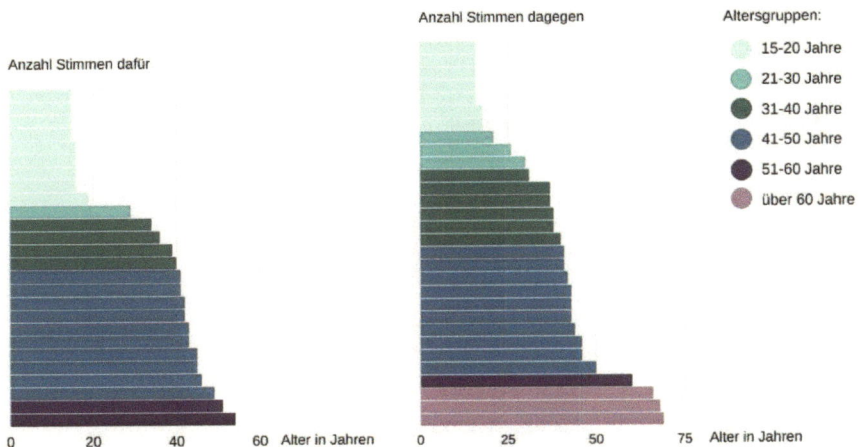

1 Altersverteilung bezogen auf die Meinungen zu einer Organspendepflicht
Quelle: eigener Entwurf

---

[4] ebd. Schröder, Heinz (2019): Die besten Tweets von @kulturbolschewi. https://www.twitterperlen.de/die-besten-tweets-von-kulturbolschewi/ [Stand: 29.03.2021].

Anhand der Statistik wird jedoch sichtbar, dass sich Befürworter und Gegner einer Organspende-pflicht altersmäßig nur unwesentlich unterscheiden. Rechtsseitig sind ein paar wenige Teilnehmer über 60 J. zu sehen, welche links nicht vertreten sind. Die Seite der Befürworter zeigt mehr "Teenager" von 15 bis 20 J. Diese Unterschiede sind jedoch so klein, dass sich anhand dessen keine allgemeingültige Festlegung zu altersspezifischen Meinungen treffen lässt. Hier anzumerken, dass auch nicht das Mindestalter einer Spende die Entscheidung der Teilnehmer beeinflusst hat, da alle über 14 Jahre alt sind. Ab diesem Alter ist es nämlich möglich, einer Organentnahme zu widersprechen. Aktive Zustimmung kann ab 16 Jahren im Organspendeaus-weis oder der Patientenverfügung dokumentiert werden.[5]

Der zweite Gedanke beschreibt unterschiedliche Meinungen aufgrund des Wissensstandes zum Thema Organspende. Die Befragten haben wie folgt auf die Frage "Sind sie bereits vor dieser Umfrage mit dem Thema Organspende in Kontakt gekommen?", geantwortet:

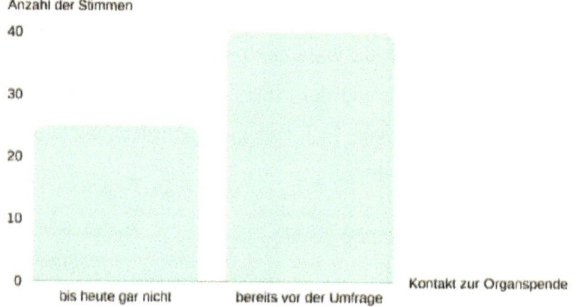

2 Kontakt der Befragten zum Thema Organspende
Quelle: eigener Entwurf

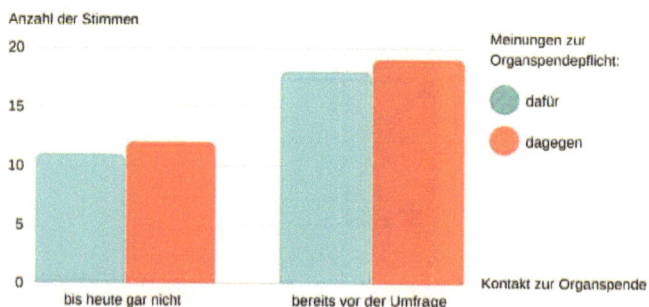

3 Spendenbereitschaft in Abhängigkeit vom Kontakt zum Thema Organspende
Quelle: eigener Entwurf

---

[5] Bundesministerium für Gesundheit (2020): Organspende. Fragen und Antworten zum Thema Organspende. https://www.bundesgesundheitsministerium.de/themen/praevention/organspende/faqs.html [Stand: 13.04.2021].

Bei näherer Betrachtung von Diagramm 3 bzgl. der Entscheidungen zur Organspendepflicht, lässt sich feststellen, dass keine allgemeine Aussage zur Meinungsbildung auf Basis des Aufklärungsstandes möglich ist. Der Grund dafür: Die Stimmzahlen gleichen sich fast, unabhängig vom Wissenstand der Befragten. "Dafür" schneidet bei den Teilnehmern ohne Kontakt zur Organspende mit ca. 48%, "Dagegen" mit ca. 52%, ab. Etwa 49% der Befragten, welchen das Thema bereits bekannt war, stimmten "Dafür", 51% "Dagegen". Daran wird erkennbar, dass auch dieser Faktor keine entscheidende Rolle bei der Meinungsbildung spielt.

Drittens ist es möglich, dass sich die Meinungen in der emotionalen Beteiligung der Befragten unterscheiden, bzw. in den Bereichen, in denen sie mit der Organspende konfrontiert wurden. Hierzu sollten die Teilnehmer die Frage "Sind [...] Personen ihres näheren Umfeldes von einer Organspende betroffen?", beantworten.

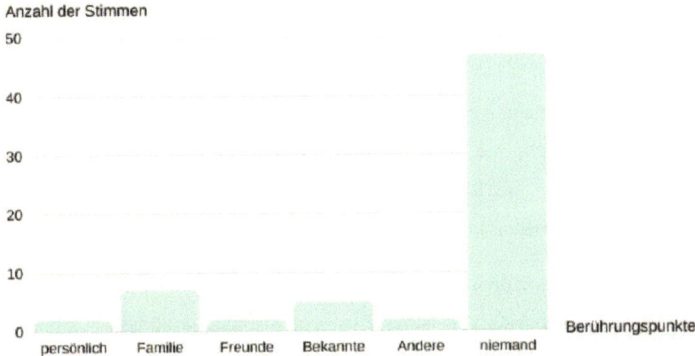

4 Berührungspunkte mit Organtransplantationen
Quelle: eigener Entwurf

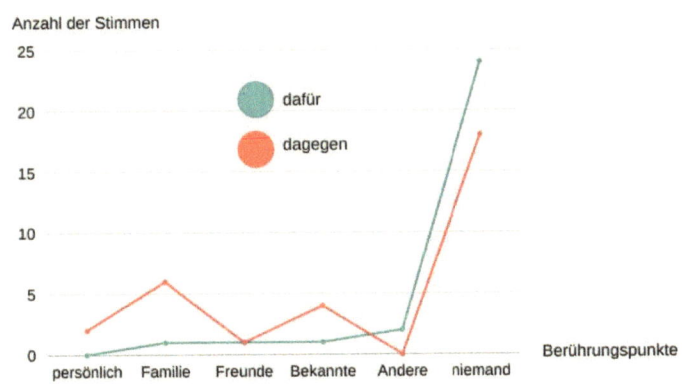

5 Spendenbereitschaft in Abhängigkeit von den Berührungspunkten
Quelle: eigener Entwurf

Der Großteil der Befragten war emotional nicht stark beteiligt. Entgegen aller Erwartungen wird besonders in Abb. 5 deutlich, dass bei größerer emotionaler Beteiligung mehr Ablehnung bzgl. einer Organspendepflicht auftritt. Doch warum ist das so? Wäre es nicht naheliegend, dass Betroffene, welchen die nervenaufreibende Suche nach einem Spenderorgan bekannt ist, eher positiv bzgl. der Pflicht eingestellt sind, da sie wissen, wie viel eine Spende bedeuten kann? Begründend wurde angegeben, dass die Organspendepflicht aufgrund von Organhandel oder dem Selbstbestimmungsrecht nicht vertretbar sei. Überraschend ist ebenfalls, dass Teilnehmer, deren Umfeld nicht betroffen ist, vermehrt für die Pflicht gestimmt haben. Somit scheinen sich die Berührungspunkte mehr oder weniger auf die Entscheidung der Befragten auszuwirken. Anhand dessen lässt sich herleiten, dass die Entscheidung für oder gegen die Organspende abhängig von mehreren Faktoren ist und sich nicht auf einen speziellen Aspekt zurückführen lässt. Faktoren wie Religiosität, persönliche Erfahrungen und moralische Perspektiven scheinen ebenfalls Einfluss darauf zu haben.

2.2 Religiös geleitete Ansichten

Oft wird die Religion für eine negative Einstellung zur Organspende angeführt. Auch die Umfrageteilnehmer forderten, religiöse Lebensweisen bzgl. der Organspendepflicht zu berücksichtigen. Doch wie stehen die Religionen wirklich zur Transplantationsmedizin? Im Folgenden werden beispielhaft Christentum, Judentum und Islam betrachtet.

"Du sollst deinen Nächsten lieben wie dich selbst"[6] - so ist es in der Bibel zu lesen. Demnach steht das Christentum der Organspende positiv gegenüber. Ein Organspender verkörpert Nächstenliebe und moralisch verantwortliches Handeln. Dabei beweist nicht nur der Spender seine Nächstenliebe, sondern auch Angehörige, insofern sie der Organentnahme zustimmen. Ein wichtiges Gebot im Judentum ist es, Leben zu retten. Dennoch sind liberale und orthodoxe Juden bzgl. der Organspende geteilter Meinung. Liberale Juden legen mehr Wert auf das Leben, als auf den intakten Leichnam, während orthodoxe Juden vom Gegenteil überzeugt sind. Seit jedoch das Chefrabbinat die Organspende akzeptierte, sind Gläubige sogar per Gebot aufgerufen, zu spenden. Diese steigende Akzeptanz stellt eindeutig einen großen Fortschritt dar. Im traditionellen Islam gehört der Körper ausnahmslos Allah und darf deshalb nicht zur Organspende freigegeben werden. Sollte die Spende für den Patienten jedoch die einzige Überlebenschance sein, zeugt die Organ-

---

[6] ebd. Christlicher Internet Dienst (1996): Bibel. 3. Buch Mose. https://www.bibel-online.net/ [Stand: 07.04.2021].

entnahme bei modernen Muslimen von Nächstenliebe. Je nach Lebensweise ist die Organspende also mit dem Islam vereinbar – oder nicht.[7]

2.3 Ethische Aspekte

Besonders wichtig in Bezug auf eine Organspende sind ethische und moralische Ansichten. Ist die Organentnahme, bzw. Organspendepflicht vertretbar, oder widerspricht dieses Verfahren den ethischen Prinzipien der Medizin? An welche Werte ist die Organspende gebunden, und wer trägt Verantwortung für wen?

Zwischen Spender und Empfänger entsteht eine komplexe Verbindung. Normalerweise weiß der Patient nicht, von wem das gespendete Organ stammt. Vom Spender geht trotzdem eine Verantwortung aus: Er ist verantwortlich dafür, ein Leben gerettet zu haben, da der Patient ohne neues Organ womöglich verstorben wäre. Diese Verantwortung kann ihre Anerkennung sogar nach dem Tod des Spenders beibehalten, da die "gute Tat" dieses Menschen durch das weiterlebende Organ nicht verfliegt. Doch lässt sich die Aussage auch umkehren? Ist ein Nicht-Spender verantwortlich, dass Menschen auf der Warteliste sterben? Einerseits wählt die Person, welche sich aktiv gegen eine Spende entscheidet, lieber den Tod anderer Personen, anstatt zu Spenden. Doch nicht jeder Nicht-Spender handelt aus Egoismus. Möglicherweise sind religiöse Aspekte, persönliche Erfahrungen, oder Lebensstile der Grund für den Widerspruch. Andererseits hat der Nicht-Spender keine direkte Verbindung zu einem bestimmten Patienten. Folglich wäre jeder nicht spendende Mensch für den Tod aller, und gleichzeitig keiner bestimmten Patienten verantwortlich. An dieser Stelle muss ein allgemeines Problem gelöst werden: Besteht auch vor der Entscheidung für oder gegen die Spende eine Verantwortung des Einzelnen gegenüber fremden Menschen? Alles, was eine Person tut, beeinflusst unbewusst seine Umwelt – agiert jemand aber bewusst unter Kenntnis sowohl der negativen, als auch der positiven Folgen, ist er verantwortlich für die Resultate seines Handelns. Deshalb ist es wichtig, zu betrachten aus welchem Grund Nicht-Spender widersprechen. Sollte also jemand willkürlich gegen die Spende aussagen, damit Patienten sterben, besteht die Verantwortlichkeit für deren Tod. Doch ist es dann angemessen, diesen ignoranten Menschen ein Organ zu verwehren, sollten sie es je benötigen? Nach der goldenen Regel der Ethik - "Behandle andere so, wie du von ihnen behandelt werden möchtest"[8] - wäre die Maßnahme gerechtfertigt, weil sie ebenjenen ethischen Leitfaden verfolgt. Jedoch nicht ohne Folgen: Es würde eine Kette der Engstirnigkeit und des Egoismus ausgelöst, da sich diese Regel immer auf den nächsten

---

[7] vgl. SWR (2019): Organverpflanzung. Religiöse Positionen zur Organspende. https://www.planet-wissen.de/gesellschaft/medizin/organverpflanzung/pwiereligioesepositionenzurorganspende100.html [Stand: 07.04.2021].
[8] vgl. Wesche, Eberhard (2008): Die Goldene Regel. http://www.ethik-werkstatt.de/Goldene_Regel htm [Stand: 20.04.2021].

"Verweigerer" übertrüge. Hält man sich weiter daran, wäre es möglich, jeden von der Spende auszuschließen, der seine Organe Nicht-Spendern verweigert. Daraufhin würde der Aspekt der Hilfsbereitschaft einer Spende zum gnadenlosen Ignoranz-Kampf geformt werden, welcher sich wiederum durch den negativen Charakter nicht zur Unterstützung und Bewerbung von Organtransplantationen eignet.

Für ein moralisch richtiges Handeln gibt es auch in der Medizin ethische Grundsätze. Dazu zählen Autonomie des Patienten, Schadensvermeidung, Patientenwohl und soziale Gerechtigkeit.[9] Doch sind diese Prinzipien mit der Organspende(-pflicht) vereinbar? Da derzeit in Deutschland einer postmortalen Organentnahme aktiv zugestimmt werden muss, wird der Aspekt der Autonomie eines Spenders momentan definitiv berücksichtigt. Bei einer Pflicht mit Widerspruchsregel bestünde das selbstständige Handeln des Einzelnen darin, die Organspende abzulehnen, anstelle zuzustimmen. Auch notwendig für die Spender-Autonomie ist ausreichende Aufklärung. Ebenfalls wurde das in der Selbstbestimmung enthaltene Prinzip des Datenschutzes umgesetzt, indem Organspender und Empfänger anonym bleiben müssen. Solange diese Punkte eingehalten werden, lässt sich eine Organspendepflicht mit dem Prinzip der Autonomie vereinbaren. Schadens-vermeidung und Patientenwohl bedeutet, den Patienten mit so wenigen Nebenwirkungen wie möglich zu heilen und niemandem die Lebensgrundlage zu entziehen.[10] Der Arzt muss also den Nutzen jeder OP gegen das Risiko abwägen, um dem Patienten so wenig wie möglich zu schaden. Besonders bei Lebendspenden ist dieses Kriterium sehr wichtig, da in dem Fall auch der Spender mit dem Eingriff ein beachtliches Risiko eingeht. Doch auch bei Sterbenden, welche sich potentiell als Spender eignen, muss das Prinzip des Patientenwohles umgesetzt werden. Sie als minderwertig und mit weniger Achtung zu behandeln, als andere Patienten, wäre demnach moralisch verwerflich. Auch sie besitzen nach dem Grundgesetz eine Menschenwürde, welche besagt, dass ausnahmslos alle Menschen gleichgestellt sind.[11] Solange also das Patientenwohl von Spender und Empfänger bei der Organtransplantation im Vordergrund steht, ist die Organspende in diesem Punkt vertretbar. Auch eine Organspendepflicht würde nicht gegen dieses Prinzip verstoßen, insofern der Pflichtcharakter keine maßgeblichen Einflüsse auf die gesundheitliche Situation der Patienten und Sterbenden hat. Es ist also dieser Ansicht nach vertretbar, eine Pflicht zur Spende einzuführen, solange bei der Organspende respekt- und würdevoll mit Verstorbenen umgegangen

[9] vgl. Rahbar, Kambitz (2019): Medizinethik. Ethische Prinzipien in der Medizin aus dem Blickwinkel der „Goldenen Regel". https://ethica-rationalis.org/ethische-prinzipien-in-der-medizin-aus-dem-blickwinkel-der-goldenen-regel/ [Stand: 14.04.2021].
[10] vgl. Beauchamp, Tom L. und Childress, James F. (2001): Principles of biomedical ethics. https://zellux.net/m.php?sid=197 [Stand: 15.04.2021].
[11] ebd. Bundesamt für Justiz (2020): Grundgesetz für die Bundesrepublik Deutschland. https://www.gesetze-im-internet.de/gg/BJNR000010949.html [Stand: 31.03.2021].

wird. Soziale Gerechtigkeit kann durch Gleichstellung aller Patienten und eine gerechte Verteilung von Organen, unabhängig von deren Herkunft oder finanzieller Lage, erreicht werden. Werden diese Punkte eingehalten, bestehen aus Sicht der sozialen Gerechtigkeit keine Einwände gegen die Organentnahme bzw. Organspendepflicht. Zusammenfassend lässt sich sagen, dass die Organspende(-pflicht) prinzipiell nicht gegen die Grundsätze des moralisch korrekten Handelns in der Medizin widerspricht.

Es gilt jedoch nicht nur diese Prinzipien zu achten und die Frage nach Verantwortung zu klären, sondern auch weitere Wertvorstellungen, wie Integrität, Respekt, Nachhaltigkeit und Transparenz, umzusetzen.[12] Das bedeutet, dass eine Organspendepflicht erst dann wirklich vertrauenswürdig wäre, wenn mit ihr diese Wertvorstellungen verwirklicht würden. Auch bei der Umfrage war der Wunsch der Teilnehmer nach der Erfüllung dieser Aspekte, in Bezug auf eine künftige Pflicht zur Spende, sehr stark. Selbstverständlich: Transparenz beispielsweise vermittelt nach außen eine vertrauenswürdige Atmosphäre. Das könnte der Organspende in Zukunft sehr zugute kommen, da Vertrauen eine geeignete Basis für mehr Spendenbereitschaft darstellt und ein gutes Licht auf die Transplantationsmedizin wirft. Allein dieser Aspekt könnte ausschlaggebend für wachsende Spenderzahlen sein und eine positive Einstellung zur Organentnahme hervorrufen. Integrität bedeutet Ehrlichkeit, und moralisch richtiges Handeln und Verpflichtungen nach bestem Wissen und Gewissen umzusetzen. Die Organspende kann somit als Chance gesehen werden, die eigene Integrität auszubauen. Mit der Pflicht zur Spende werden das moralisch richtige Handeln und die Hilfsbereitschaft des Einzelnen gegenüber den kranken Menschen gefördert, genau wie das ehrliche "Nein" zur Organentnahme. "Respekt" als Wertvorstellung spielt auch hier eine wichtige Rolle. "Erweise ich dem kranken Menschen durch eine Spende Respekt, indem ich ihm/ihr zeige, dass ich sein/ihr Leben genauso achte, wie das meine?" - diese Frage könnten sich potentielle Spender stellen. Die Organspende aus Sicht der Nachhaltigkeit besagt, dass die Verbesserung der Lebensqualität Betroffener im Mittelpunkt stehen sollte, sowie die gerechte Verteilung der Organe vorrangig an die Menschen, welche sie am dringendsten brauchen. Beide Aspekte werden jetzt bereits durch die Organspende und mithilfe von Eurotransplant umgesetzt. Auch bei einer Pflicht zur Spende müssen sie im Fokus liegen, da diese Prinzipien die Grundlagen für das Überleben der auf der Warteliste befindlichen Menschen darstellen.

---

[12] vgl. Beldiman, Eva (2017): Ethische und Moralische Werte. http://www.beldiman.de/ethische-und-moralische-werte/ [Stand: 15.04.2021].

3. Der Mensch als "Ersatzteillager"?

Maschinen, Werkzeuge und Fragmente – typische Assoziationen mit dem Wort "Ersatzteil". Auf den ersten Blick findet sich hier keine Spur von Menschlichkeit. Oder doch? Übertragen auf Organtransplantationen wäre vergleichsweise der Spender das "Lager" und seine/ihre Organe die "Teile", welche als "Ersatz" für kranke Organe des Empfängers dienen. In gewisser Weise ist es also doch möglich, einen Organspender als "Ersatzteillager" zu bezeichnen. Da stellt sich lediglich die Frage: Ist es denn überhaupt vertretbar, das Lebewesen Mensch wie ein unempfindliches, seelenloses Objekt zu betrachten?

3.1 Schockierende Erfahrungsberichte

Selten, jedoch schier unvermeidbar: Fälle, in denen genau das zum Problem wird. Renate Greinert vertritt seit dem Tod ihres Sohnes (1985) die Ansicht, dass "Mediziner, die einen schwerst[...]verletzten Patienten betreuen, ihn als Organreservoir betrachten [...], nur um ihn als Organspender optimal für andere zu konditionieren." Sie ist der Meinung, dass "der Mensch als [...] Körper-Geist-Seele-Einheit gesehen werden muss, [...] nicht [...] rational[...].[13] Noch heute steht sie der Transplantationsmedizin kritisch gegenüber. Renate G. hat guten Grund dazu. Nachdem ihr Sohn für tot erklärt wurde, drängten die Ärzte zu einer Entscheidung für die Organ-spende. Geplant war die Entnahme von Leber, Niere, oder Herz. Nachdem die Mutter unwis-sentlich zustimmte, ließ sie ihren Sohn, welcher zu diesem Zeitpunkt noch aussah, als schliefe er, im Krankenhaus zurück. Zur Beerdigung der Schock: Der Leichnam erinnerte Renate G. "an ein ausgeschlachtetes Auto, dessen unbrauchbare Teile lieblos auf den Müll geworfen wurden."[14] Dem 15-jährigen wurden jegliche Organe entnommen, Knochen herausgesägt, sogar die Augen entfernt. Zu diesem Zeitpunkt, sah Greinerts Sohn dann wirklich aus, als wäre er tot. Die Kleidung wurde ihr zerrissen in einem Müllsack überreicht und sämtliche Wertgegenstände fehlten. Als "Recyclinggut" bezeichnet die Mutter die Überbleibsel des Toten. Die Bezeichnung "Ersatzteillager" lässt sich jedoch genauso gut anbringen.

Dieser Umgang mit Sterbenden hat nichts mehr mit einer Spende und einem menschenwürdigen Ableben zu tun, es handelt sich vielmehr um eine Organentnahme um jeden Preis. Zu betonen ist aber, dass diese Vorkommnisse keinesfalls die Regel darstellen. Vertreten war der Wunsch nach Achtung der Menschenwürde insb. unter den Umfrageteilnehmern (Anh. 20-22). Menschenwür-

---

[13] ebd. Greinert, Renate (2011): Organspende – nie wieder. Organtransplantation aus der Sicht einer Betroffenen. https://gesundheitsberater.de/organspende-nie-wieder-organtransplantation-aus-der-sicht-einer-betroffenen/ [Stand: 04.04.2021].
[14] ebd. Greinert, Renate (2011): Organspende – nie wieder. Organtransplantation aus der Sicht einer Betroffenen. https://gesundheitsberater.de/organspende-nie-wieder-organtransplantation-aus-der-sicht-einer-betroffenen/ [Stand: 04.04.2021].

de bedeutet bzgl. dessen nicht nur, jede Person zu Lebzeiten gleich zu werten, sondern auch, dass der Verstorbene nach dem Tod seinen Wert behält. Unter einem menschenwürdigen Ableben versteht man dahingehend, dass der tote Spender behandelt werden muss wie der lebendige Empfänger.[15] Demnach sollte eine Organspende nur zulässig sein, wenn der Spender nicht respektlos ausgenutzt wird: Der Tod dieses Menschen ist genauso zu achten, wie das Leben des Organempfängers.

3.2 Von Skandal bis Organhandel

Als Argument gegen die Spende wurden z. T. Organspende-Skandale und illegaler Organhandel von den Umfrageteilnehmern angebracht. Bezüglich der Ablehnung der Organspende wurde bspw. geantwortet: "Aufgrund der Tatsache das Organhandel betrieben wird und die Wege der Organe scheinbar nicht gut 'durchleuchtet' sind."

Ein bekannter Organspende-Skandal fand bspw. im Jahre 2012 statt. Hier fälschte ein Arzt der Uni-Klinik Göttingen Krankenakten, um Patienten für eine Lebertransplantation zu bevorzugen. Das widersprach dem Transplantationsgesetz und Dr. O. machte sich somit strafbar. Durch solche Vorfälle kommt bei potentiellen Spendern die Frage auf: Ist es überhaupt möglich, einen Missbrauch der eigenen Organe zu verhindern? Prinzipiell lässt sich das kaum beeinflussen, da Organe anon. vergeben werden und der Spender keinen Einfluss auf den Empfänger hat. Jedoch ist seit diesem Skandal viel Zeit vergangen, in der die Sicherheit und Verlässlichkeit der Transplantationssysteme stark ausgebaut wurde. Die Klinik in Göttingen ist nicht die einzige, welche in Zukunft willkürliche Manipulation an Patientenakten ausschließen kann.[16] Darüber hinaus wirft illegaler Organhandel schlechtes Licht auf die Organspende. Befragte wollen nicht, dass mit ihren Organen gehandelt wird und verzichten deshalb lieber auf die Spende. Deutschland zählt jedoch nachweislich nicht zu den Organ-Exporteuren: Vielmehr sind arme Länder wie Indien oder Bangladesch auf den Organhandel angewiesen. Zahlreiche Inder bieten bspw. ihre Niere zum Verkauf an – sie stecken in Not und sehen keinen anderen Ausweg. Der Export dortzulande hat jedoch keine Auswirkungen auf die Organspende hier. Potenzielle Spender können demnach beruhigt sein - es besteht keine Gefahr zum Export eigener Organe. Anderenfalls sollte ein Blick auf den Transplantationstourismus geworfen werden: Viele "Urlauber" reisen kurzzeitig nach Deutschland, um dort auf die Warteliste gesetzt zu werden. Grund dafür sind fehlende Transplantationssysteme, Kultur oder Politik. Nach der Transplantation kehren sie in ihr

---

[15] vgl. Praetor Intermedia UG (2021): Menschenwürde (Teil 2). Personaler und räumlicher Schutzbereich der Menschenwürde. https://www.grundrechteschutz.de/gg/menschenwurde-2-255 [Stand: 08.04.2021].
[16] vgl. Abbott, Anna-Lena (2012): Organspendeskandal in Göttingen. "Dafür ist kriminelle Energie nötig". https://www.spiegel.de/panorama/gesellschaft/organspende-skandal-an-uniklinik-goettingen-arzt-soll-akten-gefaelscht-haben-a-845496 html [Stand: 06.04.2021].

Heimatland zurück.[17] So ist die weltweite Verteilung der eigenen Organe möglich. Doch auch dagegen wird vorgegangen: Transplantationszentren haben eine Aufnahme von nicht mehr als fünf Prozent aller Patienten aus Nicht-ET[18]-Ländern zum Ziel, gemessen an Transplantationen des Vorjahres.[19]

4. Umgang mit der Diagnose

"Man hat ja nicht einfach Anrecht auf ein Herz, nur weil man eines braucht."[20] - so die 33-jährige Laura, welche auf ein Spenderherz wartet und nur noch 18 Monate zu leben hat. Es ist kein Geheimnis, dass die Warteliste in Deutschland überfüllt ist. Wie gehen Patienten also damit um, wenn sie erfahren, dass sie dringend ein Spenderorgan benötigen? Was erwarten sie von ihren Mitmenschen? Wie reagieren Angehörige?

4.1 Alternativen für eine Transplantation

Meist haben schwerkranke Menschen keine Wahl. Sie können entweder warten oder vorzeitig sterben – insofern dürfte der Beschluss zur Transplantation leichtfallen. In einem Interview mit Frau G., welche seit 10 Jahren mit einer Spenderniere lebt, wird deutlich, dass es nicht immer um das pure Überleben geht, sondern vielmehr um Lebensqualität (Anh. 23). Der Begriff besitzt keine klare Definition, es handelt sich um ein subjektives Empfinden verschiedener Faktoren. Materiell gesehen kann sich z.B. das Einkommen auf die Lebensqualität auswirken. Doch viel wichtiger sind die immateriellen Werte Gesundheit, Umwelt, persönliche Sicherheit sowie das ausgewogene Verhältnis von Arbeit und Freizeit (Abb. 11).[21] Ohne die neue Niere hätte Frau G. drei Mal wöchentlich zur Dialyse gemusst und wäre nicht arbeitsfähig gewesen. Eine Entschädigung von 500 Euro monatlich hätte das ausgleichen sollen – als Lebensgrundlage völlig unzureichend. Wie F. Nietzsche bereits sagte: "Ein Beruf ist das Rückgrat des Lebens."[22] Des Weiteren erklärte Frau G.: "Dialyse bedeutet Einschränkung, Transplantation Freiheit." Es bestand für sie also die Alternative, in ihrer Freiheit eingeschränkt weiterzuleben oder mithilfe einer Spenderniere autonom und ohne Existenzängste durchs Leben zu gehen. Geringeres Einkommen, schlechte

---

[17] vgl. Deutscher Bundestag (2017): Ausarbeitung. Weltweiter Organhandel und geographische Brennpunkte des Organhandels. https://www.bundestag.de/resource/blob/559594/572de8efca505199d1d72379ae77dfff/wd-7-023-17-pdf-data.pdf [Stand: 06.04.2021].
[18] Eurotransplant
[19] vgl. Siegmund-Schultze, Nicola (2012): Organspende. Quälender Mangel. https://www fr.de/wissen/quaelender-mangel-11382072 html [Stand: 06.04.2021].
[20] ebd. ZDF (2021): Re: Ein Herz für Laura. Das lange Warten auf ein Spenderorgan. https://www.arte.tv/de/videos/098419-009-A/re-ein-herz-fuer-laura/ [Stand: 03.04.2021].
[21] vgl. Bundesamt für Statistik (2016): Indikatoren der Lebensqualität. https://www.bfs.admin.ch/bfs/de/home/statistiken/querschnittsthemen/city-statistics/indikatoren-lebensqualitaet html [Stand: 05.04.2021].
[22] ebd. Möller, Peter (2015): Leben. Zitate zu Leben. http://www.philolex.de/leben html [Stand: 03.04.2021].

gesundheitliche Umstände, das Fehlen einer Arbeit und dadurch unzureichende persönliche Sicherheit hätten sich negativ auf die Lebensqualität ausgewirkt.

Betroffene wünschen sich, dass Organspende Standard wird – das zeigt das Telefoninterview. Patienten schätzen die Transplantationsmedizin meist sehr: Sie wünschen sich, dass auch deren Mitmenschen ihren Wert erkennen. Frau G. meinte: "Niemand ist sich bewusst, wie viel davon abhängen kann." Sie sprach sich damit für eine Organspendepflicht aus. Selbst gespendet hätte sie sogar – wäre es nicht anders gekommen. Eine Lebendspende könne man jedoch nicht verlangen, da dies einen kritischen Eingriff in die Gesundheit darstellt. Ein Umfrageteilnehmer vertritt die Ansicht, dass nur Personen, die selbst bereit sind zu spenden, für ein Organ infrage kommen sollten. Diese Maßnahme wäre drastisch und würde die Menschen zwingen, sich Gedanken zur Problematik Organtransplantationen zu machen. Jedoch besitzen dann möglicherweise alle wartenden Patienten einen Spenderausweis und der Großteil der restlichen Bevölkerung nicht, da sie sich nicht als "gefährdet genug" einstufen. Der Organmangel würde somit unverändert bleiben. Außerdem wäre ein Nicht-Spender, der sich nur noch nie mit Organtransplantationen beschäftigt hat, im Falle eines Unfalls benachteiligt: Ist er aufgrund von schweren Verletzungen nicht in der Lage, sich für eine Organspende zu äußern, benötigt aber sofort ein neues Organ, so stirbt er unweigerlich. Anderenfalls ist es nicht unwahrscheinlich, dass mit einer solchen Maßnahme die Spendenbereitschaft erheblich gestärkt und der Organmangel bekämpft würde, insofern viele Menschen Angst haben, betroffen zu sein.

4.2 Psychische Belastungen

Wird ein Patient damit konfrontiert, dass er ein Spenderorgan benötigt, tritt meist ein Schockzustand ein. "Es geht einem alles Mögliche durch den Kopf.", bestätigte Frau G. im Interview (Anh. 23). Auch ihr Mann, welcher seine Niere für sie spendete, empfand nichts als Angst (Anh. 24). Die Herzpatientin Laura bezeichnete die Diagnose sogar als Alptraum: "Ich kam eine Woche lang nicht aus dem Bett. Ich war wie erschlagen."[23] Trotz potenzieller Vorahnungen verlieren Betroffene den Halt: Sie werden urplötzlich damit konfrontiert, eventuell bald zu sterben, müssen ihre Hobbys aufgeben und sind in Kürze nicht mehr arbeitsfähig. Auch Karriere und Familienplanung scheitern an diesem Punkt. Diese Folgen und Einschränkungen werden ihnen schlagartig bewusst und stellen eine extreme psychische Belastung dar.

---

[23] ebd. ZDF (2021): Re: Ein Herz für Laura. Das lange Warten auf ein Spenderorgan. https://www.arte.tv/de/videos/098419-009-A/re-ein-herz-fuer-laura/ [Stand: 03.04.2021].

Steht jemand auf der Warteliste, wird schnell deutlich, dass die Wartezeit für ein Organ oft länger ist, als die voraussichtliche Lebensdauer des Patienten.[24] Dessen sind sich viele Betroffene bewusst. Außerdem kommt der Wartende erst infrage für ein Spenderorgan, wenn er sich geradezu im kritischen Zustand befindet. Die 33-jährige Laura erklärt dazu: "Man wartet nur auf schlechtere Ergebnisse, um eher dran zu sein."[25] Das ist ein paradoxer Gedanke und eine zusätzliche Belastung, da es eigentlich um die Genesung des Wartenden geht. Die noch verbleibende Lebenszeit sorgt ebenfalls dafür, dass das Gesprächsthema Tod unvermeidlich wird. Auch dadurch entsteht eine seelische Belastung. Nachweislich spricht niemand gern über den Tod, gerade wenn Betroffene mitten im Leben stehen.[26] Zusätzlich muss das Spenderorgan genau zum Empfänger passen: Die Angst, dass es abgestoßen wird, ist ein gegenwärtiges Problem. Einmal im OP-Saal, gibt es kein Zurück mehr – so ähnlich beschrieb Herr G. im Interview die Situation vor dem Eingriff (Anh. 24).

Als meine Oma mit Hautkrebs diagnostiziert wurde, ging die Nachricht mir und meiner Familie sehr nahe (Anh. 25). Sie selbst war geschockt und die Familie befand sich im Ausnahmezustand. Hülfe die Transplantation nicht und der Krebs kehrt zurück, würde sie unentwegt sterben. "Es gab nur Sterben oder gesund werden." - Worte meiner 68-jährigen Oma, die mich sehr erschütterten. Wir hatten Angst, sie zu verlieren – deshalb setzten wir auf die Transplantationsmedizin. Da es sich jedoch um eine risikoarme Hauttransplantation handelte, blieb uns im Gegensatz zum Ersatz innerer Organe viel Stress erspart (Abb. 7-10). Wäre ein Spenderorgan nötig gewesen, hätte ich als Angehörige alles dafür getan, dass meine Oma eines erhält. In dieser Hinsicht unterstütze ich eine Organspendepflicht.

---

[24] vgl. BGV (2020): Info Organtransplantation. Wartezeit. https://www.bgv-transplantation.de/wartezeit.html [Stand: 03.04.2021].
[25] ebd. ZDF (2021): Re: Ein Herz für Laura. Das lange Warten auf ein Spenderorgan. https://www.arte.tv/de/videos/098419-009-A/re-ein-herz-fuer-laura/ [Stand: 03.04.2021].
[26] vgl. Arp, Doris (2012): Reden über den Tod und das Sterben. Wissenschaftliches Projekt bringt 30 junge Menschen mit Todkranken zusammen. https://www.deutschlandfunk.de/reden-ueber-den-tod-und-das-sterben.1148.de.html?dram:article_id=225577 [Stand: 02.04.2021].

5. Organspendepflicht

"Spenden" geht einher mit "Wollen". "Pflicht" hingegen beinhaltet ein "Sollen". Ist es also möglich, beide Begriffe zu kombinieren, und so das verpflichtende Spenden von Organen umzusetzen? Welche Regelungen gibt es dazu? Ist eine Pflicht überhaupt umsetzbar und was bewirkt sie?

5.1 Systeme zur Regelung von Organtransplantationen

Die Thematik "Organtransplantationen" wird weltweit sehr unterschiedlich gehandhabt. Es gibt vier verschiedene Systeme, welche sich im Umgang mit der Organspende bewährt haben:

An erster Stelle steht die erweiterte Zustimmungslösung. Sie ist gesamtheitlich betrachtet der unvorteilhafteste Weg, Menschen zur Organspende zu bewegen. Potentielle Spender müssen für eine postmortale Organentnahme ihre aktive Einwilligung dokumentieren wie zum Beispiel in einem Organspendeausweis, einer Patientenverfügung, oder anderweitig als schriftliches Dokument. Liegt nichts dergleichen vor, obliegt es den engsten Angehörigen, im Todesfall unverzüglich nach dem mutmaßlichen Willen des Verstorbenen zu entscheiden, ob die Organe gespendet werden sollen.[27] Diese Situation stellt eine unzumutbare Belastung für die Familien dar und müsste nach besten Kräften vermieden werden. Die Überlegung, unerwartet einen Familienangehörigen zu verlieren, und daraufhin sofort mit einer Organentnahme konfrontiert zu werden, ist unvorstellbar. Ist es denn überhaupt zumutbar, in einem Trauerfall eine rationale Entscheidung wie diese zu fällen? Voraussichtlich nicht, denn Angehörige befinden sich nach dem Tod einer vertrauten Person in einem Schockzustand und werden von ihren Gefühlen regelrecht überwältigt.[28] Dieses Problem erkannten auch Teilnehmer der Umfrage (Anh. 20-22). Beispielsweise wurde geäußert: "Ich finde, dass Angehörige nach dem Tod schon genug zu kämpfen haben, als dann noch solche Entscheidung treffen zu müssen." Oder: "Zu wenige Menschen setzen sich vorher mit dem Thema auseinander und die Entscheidung in der konkreten Situation ist belastend." Doch es gibt eine Aussage, welche das Kernproblem aufzeigt: "Es werden möglicherweise Organe nicht verwendet, obwohl der Verstorbene vielleicht gar nichts dagegen gehabt hätte. Er hat sich nur nie die Mühe gemacht, sich mit dem Thema zu befassen und einen Organspendeausweis auszufüllen oder Angehörige zu instruieren." Genau dort liegt die Herausforderung der erweiterten Zustimmungslösung. Die wenigsten Angehörigen kennen den genauen Willen des Toten in Bezug auf eine Organspende. Häufig ist dieser Umstand dem geschuldet, dass die Organspende als Tabuthema verstanden wird und niemand mit der Familie

---

[27] vgl. Bundeszentrale für politische Bildung (2019): Organspenderegelungen in Europa.
https://www.bpb.de/dialog/netzdebatte/285361/organspenderegelungen-in-europa [Stand: 02.04.2021].
[28] vgl. Hürlimann, Robert (2017): Pflegerische Aufgaben nach dem Tod.
https://trauerdrucksachen.info/blog/pflegerische-massnahmen-nach-dem-tod/ [Stand: 02.04.2021].

aktiv darüber spricht. Angehörige wollen meist nicht wahrhaben, dass das Leben eines Familienmitgliedes sich dem Ende neigt und vermeiden so Gespräche über den Tod. Besonders junge Menschen sehen keinen Grund, sich damit auseinanderzusetzen. Für sie steht der Start ins Leben im Mittelpunkt. Dabei geht es vorerst nur um Abitur, Studium und Karriere – nicht um den Tod[29]. So verzögert sich gewöhnlich eine Entscheidung zur Spende über Jahre hinweg.

Gegen ebenjenes Dilemma soll mit der Entscheidungslösung vorgegangen werden. "Jeder sollte frei entscheiden können, ob er spenden möchte oder nicht. Aber es sollte Pflicht sein, sich zu entscheiden. Egal wie die Entscheidung ausfällt." In dieser Aussage eines Umfrageteilnehmers spiegelt sich das Prinzip dieses Verfahrens wider: Es soll stärker auf eine Entscheidung des Einzelnen hingearbeitet werden. Dazu setzt der betreffende Staat beispielsweise Werbung und Informationsmaterial ein, um die Menschen ständig mit dem Beschluss für oder gegen eine postmortale Spende zu konfrontieren. Ab 2022 will beispielsweise Deutschland das Thema Organspende sogar in Erste-Hilfe-Kurse integrieren. Ziel ist es, potenzielle Spender auf das Thema aufmerksam zu machen, welche sich dann in einem Online-Register eintragen lassen können. Es ist auch möglich, dort zu vermerken, dass man kein Organspender werden möchte, bzw. nur bestimmte Organe nach dem Tod entnommen werden sollen.[30] Der Organspendeausweis behält weiterhin seine Gültigkeit und auch darüber hinaus ist die Entscheidungslösung in ihren Grundlagen genau wie die Zustimmungsregelung organisiert.

Den deutlichen Gegensatz der beiden bereits erwähnten Systeme bildet die Widerspruchslösung. Hierbei ist ein aktiver Widerspruch des Einzelnen gegen eine Organentnahme nötig. Somit ist jeder Organspender, der sich nicht mit dem Thema befasst oder keine ausdrückliche Ablehnung äußert[31]. Das ist allumfassend betrachtet der sicherste Weg, gegen den Organmangel vorzugehen. Hier stellt die Spende insofern eine Pflicht dar, dass jeder, dem es nicht „egal" ist, sich mit der Thematik befassen muss. Gerade da viele Menschen positiv zur Organspende stehen (Abb. 12, 13), aber nachweislich einfach keine Zeit oder Motivation haben, sich mit dem Thema zu befassen oder den Ausweis ausstellen zu lassen (Abb. 14), wird auf diesem Weg bestmöglich der "Verschwendung" von Organen vorgebeugt. Eine Umfrageteilnehmerin äußerte sich im persönlichen Gespräch

---

[29] vgl. Arp, Doris (2012): Reden über den Tod und das Sterben. Wissenschaftliches Projekt bringt 30 junge Menschen mit Todkranken zusammen. https://www.deutschlandfunk.de/reden-ueber-den-tod-und-das-sterben.1148.de.html?dram:article_id=225577 [Stand: 02.04.2021].

[30] vgl. ZDF (2020): Nein zu Widerspruchslösung. Organspende: Bundestag bleibt bei Zustimmungsregel. https://www.zdf.de/nachrichten/politik/bundestag-lehnt-widerspruchsloesung-bei-organspende-ab-100 html [Stand: 02.04.2021].

[31] vgl. Bundeszentrale für politische Bildung (2019): Organspenderegelungen in Europa. https://www.bpb.de/dialog/netzdebatte/285361/organspenderegelungen-in-europa [Stand: 02.04.2021].

dazu: "Ich arbeite von früh bis spät - da kann und will ich mich in meiner Freizeit nicht mit diesem komplexen Thema auseinandersetzen." Spenden würde sie jedoch trotzdem.

Zusätzlich gibt es die Variante der erweiterten Widerspruchslösung. Das Grundgerüst der Regelungen bleibt bestehen, nur sind in diesem Falle die Angehörigen berechtigt, einer Organspende zu widersprechen, falls der Verstorbene das nicht getan haben sollte[32]. Dieses System stellt eines der ertragreichsten dar. So werden die Angehörigen weder unnötig mit einer aktiven Entscheidung bedrängt, noch zusätzlich psychisch belastet, da eine Auseinandersetzung mit dem Thema normalerweise viel Zeit und Interesse voraussetzt. Es ist vor allem dann von Nutzen, wenn die Familie weiß, dass der Verstorbene nicht spenden wollte, aber zu Lebzeiten keinen Widerspruch geäußert hat. Leider ist nicht überprüfbar, ob Angehörige bei Widerspruch wirklich nach dem mutmaßlichen Willen des Toten handeln. So kann es auch vorkommen, dass der Verstorbene spenden wollte, die Angehörigen sich jedoch aus Willkür dagegen aussprechen.

5.2 Europaweite Spendenbereitschaft

Weltweit geht jedes Land anders mit der Problematik Organtransplantationen um. Europa ist ein ausgezeichnetes Beispiel für eine Vielfalt möglicher Systeme (Abb. 15). Auch beim Reisen sollten die unterschiedlichen Regelungen zur postmortalen Organentnahme beachtet werden, da beispielsweise bei einem Unfall immer das System des jeweiligen Landes greift.

Demnach gilt in acht europäischen Ländern die erweiterte Zustimmungslösung. Die Entscheidungsregel als Abwandlung der aktiven Zustimmung herrscht nur in Deutschland. Es gibt also keinen Grund zur Sorge, hier unfreiwillig Spender zu werden. In 19 weiteren europäischen Ländern besteht die Widerspruchsregel. Nur vier Mal wird der erweiterte Widerspruch vertreten. Dort ist es günstig, ein Dokument in der jeweiligen Sprache mitzuführen, sollten Reisende die Organentnahme nicht unterstützen.

Doch vor allem die Widerspruchslösung zeigt ihre Wirkung: 48,9 Spender pro eine Million Einwohner - diese Zahlen verzeichnete Spanien im Jahr 2019 und ist somit der Vorreiter in Sachen Organtransplantation (Abb. 16). Dort wurde ein Modell entwickelt, welches einen strukturierten Umgang mit dem Thema erlaubt. Die ONT, auch Nationale Organisation für Transplantation, ist dabei von großer Bedeutung. Sie organisiert alle Abläufe, führt die Spendererkennung durch, verwaltet die Warteliste und spricht mit den Angehörigen. Ebenjene zentrale Verwaltung und stabile Struktur machen das Land in seinem Umgang mit der Organspende so einzigartig. Schnelle Spendererkennung, -vermittlung, Pflege der Empfänger und Entlohnung von Krankenhäusern

---

[32] vgl. Bundeszentrale für politische Bildung (2019): Organspenderegelungen in Europa.
https://www.bpb.de/dialog/netzdebatte/285361/organspenderegelungen-in-europa [Stand: 02.04.2021].

funktionieren dadurch reibungslos. Auch haben die Empfänger mit einer geringeren psychischen und körperlichen Belastung zu kämpfen als in anderen Ländern, da das Warten auf ein Organ einen geringeren Zeitraum erfasst. Die ONT ist vergleichbar mit Euro-transplant, welches für die Zuteilung von Spenderorganen verantwortlich ist und mit "Organisationen, Transplantations-zentren, [...] und Krankenhäusern zusammen[arbeitet]."[33] Unter anderem könnte die Wider-spruchslösung für mehr Spendenbereitschaft verantwortlich sein, denn "wer es wirklich nicht möchte, wird eher widersprechen, als dass jemand, dem es 'egal' ist aktiv zustimmen wird", wie ein Umfrageteilnehmer bereits zusammenfasste. Den einzigen Kritikpunkt im System stellt die Entnahme von Organen bereits nach dem Herztod dar. Es ist demnach nicht nötig, zuerst das irreversible Ende aller Gehirnfunktionen festzustellen, um ein Organ der betreffenden Person zu transplantieren.[34] Die Vorstellung, mit genug ärztlicher Hilfe vielleicht noch lebensfähig zu sein, jedoch trotzdem als Spender gebrandmarkt zu werden, ist hier kritisch zu hinterfragen. Angesichts dessen wirft sich die Frage auf: Geben die Ärzte wirklich noch alles für das Leben des sterbenden Patienten, wenn seine funktionsfähigen Organe anderweitig dringend gebraucht werden? " Ich habe Angst das ich noch nicht tot bin und trotzdem Organe entnommen bekomme." Diese Befürchtung hatten trotz der Anerkennung des Hirntodes in Deutschland einige Befragte, weshalb sie sich gegen eine mögliche Organspendepflicht aussprachen.

5.3 Situation in Deutschland

"Die Spendenfreudigkeit hält sich in Deutschland in Grenzen." - so ein Umfrageteilnehmer. Tatsächlich: Im Gegensatz zu Spanien sieht es in Deutschland mit der Anzahl an Spendern alles andere als gut aus. Hier erklären sich 2019 nur 11,2 Menschen pro eine Million Einwohner aktiv bereit, ihre Organe nach dem Tod zu spenden (Abb. 16). "11,2 Spender auf eine Million Menschen?! Das ist ja nichts!", äußerte eine entsetzte Umfrageteilnehmerin in einem persönlichen Gespräch. Genauer gesagt entspricht der Wert von 11,2 bei rund 82 Millionen Einwohnern weniger als 0,000014% der Bevölkerung - ein schockierendes Ergebnis. 9192 Patienten warteten hier im Januar 2021 auf eine lebensrettende Organtransplantation[35]. 2019 gab es nur 932 postmortale Spender, demzufolge bloß 2.995 transplantierte Organe (Abb. 17). Auf einen Verstorbenen kommen also ca. 3,2 Organe. Im Gegensatz zu den Menschen, welche ein Organ benötigen, ist das erschreckend wenig. Aufgrund dieses Organmangels sind 756 von 9200

---

[33] vgl. Eurotransplant (2021): Über Eurotransplant. https://www.eurotransplant.org/patients/deutschland/ [Stand: 02.04.2021].

[34] vgl. ZDF (2018): Organspende: Spanien als Vorbild?. Medizinjournalist Dr. Christoph Specht im Gespräch. https://www.zdf.de/verbraucher/volle-kanne/organspende-in-spanien-als-musterbeispiel-fuer-deutschland-100.html [Stand: 02.04.2021].

[35] vgl. Eurotransplant (2021): Deutschland. Kennzahlen. https://www.eurotransplant.org/patients/deutschland/ [Stand: 02.04.2021].

Menschen, die 2019 auf der Warteliste standen, verstorben[36]. Nun kommt die Frage auf: Warum ist es überhaupt so schwer, Organspender zu finden, vor allem in Deutschland?

Zu erwähnen ist, dass momentan der zeitliche und finanzielle Aufwand von Kliniken für eine Transplantation höher ist, als die entsprechende Entlohnung. Dieser Umstand wirkt sich keinesfalls unterstützend auf die Organspende aus. Die meisten Krankenhäuser seien auch nicht ausreichend organisiert, so Medizinjournalist Dr. Christoph Specht.[37]

Ein weiterer möglicher Grund ist die derzeitige Gesetzeslage. Bis vor 2012 wurde man in Deutschland ausschließlich durch eine erweiterte Zustimmung zum Spender. Im Moment gilt die Entscheidungslösung. Demnach soll jeder Bürger mindestens alle zehn Jahre direkt auf die Organspende angesprochen werden und beim Beantragen bzw. Verlängern des Ausweises, sowie beim Abholen des Passes Informationsmaterial ausgehändigt bekommen. Viel hat sich infolgedessen an der Gesamtsituation leider nicht geändert: Das Grundprinzip einer aktiven Zustimmung zu Lebzeiten bleibt erhalten. Durch die zunehmende Sensibilisierung der Bevölkerung mittels Krankenkassen und Hausärzten konnte lediglich 2018 ein geringer Zuwachs postmortaler Organspender bewirkt werden. (Abb. 17, 18) Das reicht allerdings noch nicht aus, um dem Organmangel entgegenzuwirken. Selbstverständlich wird so die Problematik Organ-transplantationen mehr thematisiert als zuvor, dennoch ist absehbar, dass die Zahl der Spender nicht wesentlich steigt. Das ursprüngliche Ziel der Entscheidungslösung besteht schließlich darin, **die Bevölkerung ständig vor die Wahl zu stellen: "Werde ich Spender oder nicht"?** Theoretisch sollte es also Pflicht sein, sich zu entscheiden. Bei einem genaueren Blick auf die umgesetzten Maßnahmen lässt sich allerdings schnell erkennen, dass dieses Ziel nicht einmal in weiter Ferne zu erkennen ist. Kein Entschluss bedeutet, sich zu entscheiden, nicht nachzudenken. Dagegen sollte theoretisch die Entscheidungslösung vorgehen. Der Abstand von zehn Jahren ist jedoch vollkommen unzureichend, um ein aktives Nachdenken der Bevölkerung hervorzurufen. Werbung oder Aufrufe zur Organspende sind ebenfalls ziemlich selten zu sehen. Das ist ein klarer Hinweis auf unzureichende Thematisierung und fehlende Aufklärung trotz Entscheidungslösung. Es fehlt eindeutig eine persönliche Beratung potentieller Spender, da diese das aktive Nachdenken fördern würde und die Menschen gezwungen wären, sich Gedanken über das Thema zu machen. Eine solche Auskunft ist aber laut dem Beschluss zur Entscheidungslösung von Anfang 2020

---

[36] vgl. BZgA (2021): Statistiken zur Organspende für Deutschland und Europa. https://www.organspende-info.de/zahlen-und-fakten/statistiken html [Stand: 02.04.2021].
[37] vgl. ZDF (2018): Organspende: Spanien als Vorbild?. Medizinjournalist Dr. Christoph Specht im Gespräch. https://www.zdf.de/verbraucher/volle-kanne/organspende-in-spanien-als-musterbeispiel-fuer-deutschland-100.html [Stand: 05.04.2021].

ausdrücklich untersagt[38]. Somit ist es unklar, wie durch ebenjene Maßnahmen ein Anstieg der Spenderzahlen erreicht werden soll.

2019 wurde deshalb diskutiert, ob nicht die "doppelte Widerspruchlösung", d. h. jeder spendet automatisch, der nicht selbst bzw. Angehörige widersprechen, der wirksamere Weg zu mehr Spendenbereitschaft wäre[39]. Dafür stark gemacht hatten sich Jens Spahn und Karl Lauterbach. Trotz großer Hoffnungen, die in dieses Verfahren gelegt wurden, scheiterte der Gesetzesentwurf mit 379 zu 292 Stimmen im Parlament. Bzgl. des Telefoninterview meinte ein Betroffener, er könne diese Entscheidung der Regierung nicht nachvollziehen. Ihm würde es am Herzen liegen, endlich erfolgreich gegen den Organmangel vorzugehen (Anh. 24). Die Widerspruchslösung hätte eine genaue Umkehrung der jetzigen Regelungen für die postmortale Organspende bedeutet. Einen Pflichtcharakter weist sie ebenso auf: Etwas vorauszusetzen bedeutet nämlich auch, es zur Pflicht zu machen. Durch die Organspende als Standard wäre diese Pflicht dann indirekt gegeben. Möglicherweise würde dadurch jedoch die Zahl der Spender rasant ansteigen, da nachweislich viele Menschen kein Problem mit der Organentnahme nach dem Tod haben, jedoch schlichtweg vergessen, einen Organspendeausweis auszustellen (Abb. 12-14). Dennoch hat auch die Umfrage bestätigt, dass eine Pflicht zur Spende auf Ablehnung trifft.

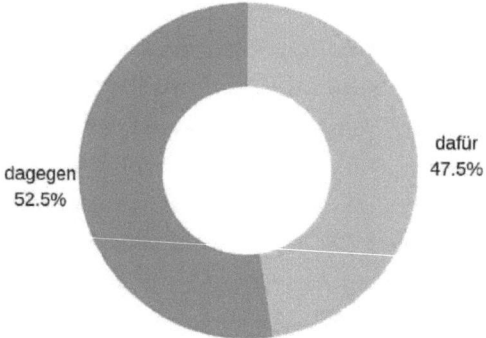

6 Positionierungen der Teilnehmer zu einer postmortalen Organspendepflicht
Quelle: eigener Entwurf

---

[38] vgl. ZDF (2020): Nein zu Widerspruchslösung. Organspende: Bundestag bleibt bei Zustimmungsregel. https://www.zdf.de/nachrichten/politik/bundestag-lehnt-widerspruchsloesung-bei-organspende-ab-100 html [Stand: 02.04.2021].
[39] vgl. ZDF (2020): Nein zu Widerspruchslösung. Organspende: Bundestag bleibt bei Zustimmungsregel. https://www.zdf.de/nachrichten/politik/bundestag-lehnt-widerspruchsloesung-bei-organspende-ab-100 html [Stand: 02.04.2021].

Wie in dem Diagramm veranschaulicht, ist das Verhältnis zwischen Zustimmung und Ablehnung bei den Teilnehmern relativ ausgewogen. Während 28 Personen die Frage "Sollte Ihrer Meinung nach das Spenden von Organen nach dem Tod verpflichtend sein?" mit "ja" beantworteten, sprachen sich 31 von 59 Teilnehmern gegen eine Organspendepflicht aus.

5.4 Mögliche Lösungswege

Grundlegend notwendig wäre eine bessere Entlohnung von Kliniken und Fachkräften, da der Gesamtaufwand einer Transplantation momentan unzureichend vergütet wird. [40] Des Weiteren ist es förderlich, nur junge und gesunde Organe zu transplantieren. Dieses Anliegen hatten viele Befragte, denn so könnte man eine längere Lebenszeit für den Empfänger garantieren. Ferner wäre es moralisch zweifelhaft, einem kranken Menschen ein krankes Organ einzusetzen, da dies den Patienten vor neue Probleme stellt und nicht zur vollkommenen Genesung führt.

Eine noch in der Forschung befindliche Variante stellt die Verwendung von Tierorganen dar. Generell würde sich dieses Verfahren anbieten, um gegen den Organmangel vorzugehen, jedoch stellt sich die Frage: Will der Mensch überhaupt tierische Organe verpflanzt bekommen? Ist das ethisch vertretbar? Laut der Hochschule Hannover würden 80% der Befragten tierische Organe akzeptieren, wenn keine Alternative besteht.[41] Der Vorgang, Tiere wie z. B. Schweine nur zu züchten, um sie anschließend zu töten, gleicht i. d. R. einer Zucht für die Lebensmittelindustrie. Tierschutzrechtlich dürfte es also nicht mehr Einwände geben, als gegen die kommerzielle Vierzucht. Biologischerseits ist der Mensch ein Säugetier – somit bestünden kaum Unterschiede zwischen Tier- und „menschlichen" Organen. Einige Religionen, wie der Islam haben strenge Essensvorschriften: Dort darf kein Schwein verzehrt werden, da es als unrein gilt. Ob dann Gläubige auch auf die Transplantation von dessen Organen verzichten müssen, bleibt zu diskutieren.

Die Einstellungen zu einer gesetzlichen Organspendepflicht ohne Widerrufsrecht waren deutlich: "Niemand anderes als ich selbst hat das Recht über mich zu bestimmen!" Dieser Aussage eines Umfrageteilnehmers haben sich viele Befragte angeschlossen (Anh. 21). Zu Recht: Wäre die Organspende unausweichlich, würde eine Pflicht gegen die Grundrechte verstoßen. Denn Art. 2 des GG[42] besagt, dass [j]eder [...] das Recht auf die freie Entfaltung seiner Persönlichkeit [hat]

---

[40] vgl. ZDF (2018): Organspende: Spanien als Vorbild?. Medizinjournalist Dr. Christoph Specht im Gespräch. https://www.zdf.de/verbraucher/volle-kanne/organspende-in-spanien-als-musterbeispiel-fuer-deutschland-100.html [Stand: 05.04.2021].
[41] vgl. Von der Weiden, Sylvia (2012): Transplantationen. Schweine sollen Organe für den Menschen liefern. https://www.morgenpost.de/web-wissen/article108126451/Schweine-sollen-Organe-fuer-Menschen-liefern html [Stand: 06.04.2021].
[42] Grundgesetz

[...]" und "[d]ie Freiheit der Person [...] unverletzlich [ist]"[43]. Daher würde eine unwiderrufliche Pflicht zur postmortalen Spende die Entscheidungsfreiheit des Menschen unweigerlich einschränken und das Selbstverfügungsrecht verletzen. Diese unumgängliche Spende stellt auch keine passende Lösung für den Organmangel dar. Wie ein anderer Teilnehmer bereits zusammenfasste: "Ein Zwang zur Organspende führt [...] zu Widerstand und Anti-Haltung." - das wäre äußerst kontraproduktiv, da die Spendenbereitschaft ohnehin gering ist.

Deshalb ist es von Vorteil, andere Anreize zu schaffen, als "nur" die Vorstellung, Leben zu retten. Die finanzielle Entlohnung bei Besitz des Organspendeausweises, sowie Kostenübernahme der Beerdigung, oder ein fester Betrag pro gespendetes Organ stehen hier zur Debatte.[44] Das verzieht aber den wohltätigen Charakter einer Spende zum profitorientierten „Organgeschäft". Somit wäre das Verfahren moralisch zweifelhaft.

Des Weiteren wurde vorgeschlagen: "Wenn es auf freiwilliger Basis gemacht wird und dafür viel geworben und das Thema in den Medien immer wieder aufgenommen wird, treffen vielleicht mehr Leute die Entscheidung aus freiem Willen." Diese Aussage veranschaulicht das Grundprinzip der gegenwärtigen Entscheidungslösung. Nur die Umsetzung des Systems ist in diesem Falle das Problem. Ein Großteil der Befragten der Umfrage fühlen sich zu wenig informiert und verlangen zukünftig nach besserer Aufklärung und Transparenz: "Das Thema bedarf viel mehr Aufklärung, Toleranz und Verständnis in der Bevölkerung."

Neben der Aufklärung wäre zusätzlich ein ganz anderes System nötig. Einer der Umfrageteilnehmer fasste dies anschaulich zusammen: "Es soll keine unumgängliche Pflicht sein, sondern so, dass es einen Ausweis gibt, der zeigt, dass diese Person nicht spenden möchte." Das entspricht dem Gegenteil der jetzigen Rechtslage und würde der Widerspruchsregel gleichkommen. Außerdem wäre das Grundrecht der Selbstbestimmung nicht verletzt, solange der Widerspruch des Einzelnen nicht erschwert wird. Sollte das Ausschlagen einer Spende also sehr viel Bürokratie erfordern und die Person sich gezwungen sehen, widerwillig der Organentnahme zuzustimmen, wäre die Widerspruchsregel ordnungswidrig. Jeder Bürger müsste sich ungeachtet dessen für einen aktiven Widerspruch mit der Thematik auseinandersetzen, was einer gesamtheitlichen Aufklärung entspräche. Die Menschen wären gezwungen, über ihre Verantwortung gegenüber sich selbst und den Patienten auf der Warteliste, nachzudenken. Besteht überhaupt eine Verantwortung gegenüber

[43] ebd. Bundesamt für Justiz (2020): Grundgesetz für die Bundesrepublik Deutschland. https://www.gesetze-im-internet.de/gg/BJNR000010949.html [Stand: 31.03.2021].
[44] vgl. Nationaler Ethikrat (2007): Die Zahl der Organspenden erhöhen – Zu einem drängenden Problem der Transplantationsmedizin in Deutschland. Stellungnahme. https://www.ethikrat.org/fileadmin/Publikationen/Stellungnahmen/Archiv/Stellungnahme_Organmangel.pdf [Stand: 06.04.2021].

den Wartenden? Ist ein Fremder für deren Tod verantwortlich, wenn er sich nicht mit dem Thema auseinandersetzen möchte? Jeder, dem die Entscheidung gleichgültig ist, trägt nur indirekt Verantwortung für den Tod der Wartenden, vielmehr dafür, nicht nachzudenken. Die eigene Verantwortung greift erst dann direkt, wenn er sich für eine Spende entscheidet. Jeder Spender ist somit verantwortlich dafür, eines oder mehrere Leben gerettet zu haben.

Eine Variante, die ebenfalls sinnvoll wäre, ist die Pflicht bzw. Widerspruchsregel nur für bestimmte Organe gelten zu lassen, weil dadurch mehr Menschen dazu bewegt werden, Herz, Leber, Lunge oder Niere zu spenden. Diese Organe werden schließlich am dringendsten benötigt (Abb. 19). Gleichzeitig ist dieses Verfahren nützlich, um den Aspekt der Freiwilligkeit zu bewahren. Bei Haut bzw. Knochen und anderen Organen wäre das Spenden weiterhin freigestellt. Somit bleibt eine Spende auch stets ein freiwilliges Gut – das macht sie schließlich aus.

6. Schlusswort

Sollte spenden Pflicht sein? - ein gegenwärtiges Problem. Auf die Frage nach der Abhängigkeit der Spendenbereitschaft lässt sich jedoch keine allgemeingültige Antwort finden. Die Entscheidung für oder gegen die Organspende/-pflicht kann abhängig von Alter, Religion, Wissenstand, emotionaler Beteiligung, persönlichen Erfahrungen und weiteren Faktoren sein. Auffällig ist, dass sich religiöse Ansichten und Regelungen zur Organspende mit der Zeit positiv entwickelt haben: Fast alle Religionen akzeptieren die postmortale Organentnahme. Die Organspende ist jedoch nicht nur physisch riskant - es gilt zu betonen, dass Empfänger und auch Angehörige extremen psychischen Belastungen unterliegen, die nicht zu unterschätzen sind. Ethisch gesehen, steht der Organspende nach dem Tod jedoch kaum etwas im Wege, solange die Autonomie der Verstorbenen geachtet und sie respekt- und würdevoll behandelt werden: Der Mensch ist kein Objekt, welches als Mittel zum Zweck eingesetzt werden darf! Sowohl Skandale als auch Organhandel stellen bzgl. dessen nicht den Normalverlauf einer Transplantation dar. Es handelt sich dabei um belastende Vorfälle, die sich leider nicht vermeiden lassen, aber selten auftreten. Sie allein sollten nicht ausschlaggebend für eine Entscheidung gegen die Organspende sein, da stetig an einer geeigneten Lösung für diese Probleme gearbeitet wird. So ist festzustellen, dass eine Organspendepflicht mit Widerspruchsregel das Selbstbestimmungsrecht des Menschen nicht verletzen würde. Die Voraussetzung der Spende ist lediglich eine Motivation, sich bei Widerspruch näher mit der Thematik auseinanderzusetzen – das entspricht keinem Zwang und greift demnach auch bei dieser Art der Organspendepflicht nicht grundlegend in die Autonomie des Menschen ein. Das Erheben der Spende zum Standard - wie bei einer Widerspruchslösung - hilft den Menschen, über ihre Verpflichtungen nachzudenken und sich die Ausmaße der eigenen

Verantwortung bewusst zu machen. Werte wie Transparenz, Integrität und Nachhaltigkeit sollten ebenfalls für eine Organspende/-pflicht maßgeblich sein. Sollten diese Werte in Zukunft Grundsätze der Organspende darstellen, liegt die höhere Spendenbereitschaft nicht mehr in weiter Ferne. Die Maßnahmen der in Deutschland geltenden Entscheidungsregelung werden momentan jedoch noch nicht vollständig ausgeschöpft, weshalb weiterhin viele wartende Patienten aufgrund des Organmangels sterben. Die Widerspruchslösung bzw. ein Nicht-Spenderausweis, oder das Ausklammern bestimmter Organe von der Spende im Sinne der Organspende als Standard könnten dem bspw. entgegenwirken. Transplantationen von Tierorganen hingegen bleiben auch in Zukunft diskussionsfähig. Eines steht jedoch fest: Der Aspekt der Freiwilligkeit macht die Organspende aus. Trotzdem drängt die Entscheidung - egal ob durch Widerspruch oder Zustimmung aus eigener Initiative. Noch stärker als die Widerspruchsregel wiegt deshalb die Pflicht zur Entscheidung. Deshalb sollte nicht die Organspende, sondern das Nachdenken und Auseinandersetzen mit der Thematik verpflichtend sein. In jedem Falle wäre das vorerst der optimalste Weg, zugleich aufzuklären, als auch höhere Spenderzahlen auf Basis der Autonomie zu erreichen.

7. Literaturverzeichnis

Abbott, Anna-Lena (2012): Organspendeskandal in Göttingen. "Dafür ist kriminelle Energie nötig". https://www.spiegel.de/panorama/gesellschaft/organspende-skandal-an-uniklinik-goettingen-arzt-soll-akten-gefaelscht-haben-a-845496.html [Stand: 06.04.2021].

Arp, Doris (2012): Reden über den Tod und das Sterben. Wissenschaftliches Projekt bringt 30 junge Menschen mit Todkranken zusammen. https://www.deutschlandfunk.de/reden-ueber-den-tod-und-das-sterben.1148.de.html?dram:article_id=225577 [Stand: 02.04.2021].

Beauchamp, Tom L. und Childress, James F. (2001): Principles of biomedical ethics. https://zellux.net/m.php?sid=197 [Stand: 15.04.2021].

Beldiman, Eva (2017): Ethische und Moralische Werte. http://www.beldiman.de/ethische-und-moralische-werte/ [Stand: 15.04.2021].

Bundesamt für Justiz (2020): Grundgesetz für die Bundesrepublik Deutschland. https://www.gesetze-im-internet.de/gg/BJNR000010949.html [Stand: 31.03.2021].

Bundesamt für Statistik (2016): Indikatoren der Lebensqualität. https://www.bfs.admin.ch/bfs/de/home/statistiken/querschnittsthemen/city-statistics/indikatoren-lebensqualitaet.html [Stand: 05.04.2021].

Bundesministerium für Gesundheit (2020): Organspende. Fragen und Antworten zum Thema Organspende. https://www.bundesgesundheitsministerium.de/themen/praevention/organspende/faqs.html [Stand: 13.04.2021].

Bundesverband für Gesundheitsinformation und Verbraucherschutz - Info Gesundheit e.V. (2020): Info Organtransplantation. Wartezeit. https://www.bgv-transplantation.de/wartezeit.html [Stand: 03.04.2021].

Bundeszentrale für gesundheitliche Aufklärung (2021): Die Kampagne „Organspende – Die Entscheidung zählt!". https://www.organspende-info.de/die-kampagne.html [Stand: 20.04.2021].

Bundeszentrale für gesundheitliche Aufklärung (2021): Statistiken zur Organspende für Deutschland und Europa. https://www.organspende-info.de/zahlen-und-fakten/statistiken.html [m: 02.04.2021].

Bundeszentrale für politische Bildung (2019): Organspenderegelungen in Europa. https://www.bpb.de/dialog/netzdebatte/285361/organspenderegelungen-in-europa [Stand: 02.04.2021].

Christlicher Internet Dienst (1996): Bibel. 3. Buch Mose. https://www.bibel-online.net [Stand: 07.04.2021].

Deutscher Bundestag (2017): Ausarbeitung. Weltweiter Organhandel und geographische Brennpunkte des Organhandels. https://www.bundestag.de/resource/blob/559594/572de8efca505199d1d72379ae77dfff/wd-7-023-17-pdf-data.pdf [Stand: 06.04.2021].

Eurotransplant (2021): Deutschland. Kennzahlen. https://www.eurotransplant.org/patients/deutschland/ [Stand: 02.04.2021].

Eurotransplant (2021): Über Eurotransplant.
https://www.eurotransplant.org/patients/deutschland/ [Stand: 02.04.2021].

Greinert, Renate (2011): Organspende – nie wieder. Organtransplantation aus der Sicht einer Betroffenen. https://gesundheitsberater.de/organspende-nie-wieder-organtransplantation-aus-der-sicht-einer-betroffenen/ [Stand: 04.04.2021].

Hürlimann, Robert (2017): Pflegerische Aufgaben nach dem Tod.
https://trauerdrucksachen.info/blog/pflegerische-massnahmen-nach-dem-tod/ [Stand: 02.04.2021].

Machetanz, Lena (2017): Organspende. https://www.netdoktor.de/therapien/organspende/ [Stand: 16.04.2021].

Makenthun, Bastian (2021): Geschichte der Transplantation. Historischer Überblick.
https://www.transplant-wissen.de/geschichte-der-transplantation/ [Stand: 16.04.2021].

Möller, Peter (2015): Leben. Zitate zu Leben. http://www.philolex.de/leben.htm [Stand: 03.04.2021].

Nationaler Ethikrat (2007): Die Zahl der Organspenden erhöhen – Zu einem drängenden Problem der Transplantationsmedizin in Deutschland. Stellungnahme.
https://www.ethikrat.org/fileadmin/Publikationen/Stellungnahmen/Archiv/Stellungnahme_Organmangel.pdf [Stand: 06.04.2021].

Praetor Intermedia UG (2021): Menschenwürde (Teil 2). Personaler und räumlicher Schutzbereich der Menschenwürde.
https://www.grundrechteschutz.de/gg/menschenwurde-2-255 [Stand: 08.04.2021].

Rahbar, Kambitz (2019): Medizinethik. Ethische Prinzipien in der Medizin aus dem Blickwinkel der „Goldenen Regel". https://ethica-rationalis.org/ethische-prinzipien-in-der-medizin-aus-dem-blickwinkel-der-goldenen-regel/ [Stand: 14.04.2021].

Schröder, Heinz (2019): Die besten Tweets von @kulturbolschewi.
https://www.twitterperlen.de/die-besten-tweets-von-kulturbolschewi/ [Stand: 29.03.2021].

Siegmund-Schultze, Nicola (2012): Organspende. Quälender Mangel.
https://www.fr.de/wissen/quaelender-mangel-11382072.html [Stand: 06.04.2021].

SWR (2019): Organverpflanzung. Religiöse Positionen zur Organspende. https://www.planet-wissen.de/gesellschaft/medizin/organverpflanzung/pwiereligioesepositionenzurorganspende100.html [Stand: 07.04.2021].

Wesche, Eberhard (2008): Die Goldene Regel. http://www.ethik-werkstatt.de/Goldene_Regel.htm [Stand: 20.04.2021].

Von der Weiden, Sylvia (2012): Transplantationen. Schweine sollen Organe für den Menschen liefern. https://www.morgenpost.de/web-wissen/article108126451/Schweine-sollen-Organe-fuer-Menschen-liefern.html [Stand: 06.04.2021].

ZDF (2020): Nein zu Widerspruchslösung. Organspende: Bundestag bleibt bei Zustimmungsregel. https://www.zdf.de/nachrichten/politik/bundestag-lehnt-widerspruchsloesung-bei-organspende-ab-100.html [Stand: 02.04.2021].

ZDF (2018): Organspende: Spanien als Vorbild?. Medizinjournalist Dr. Christoph Specht im Gespräch. https://www.zdf.de/verbraucher/volle-kanne/organspende-in-spanien-als-musterbeispiel-fuer-deutschland-100.html [Stand: 02.04.2021].

ZDF (2021): Re: Ein Herz für Laura. Das lange Warten auf ein Spenderorgan.
https://www.arte.tv/de/videos/098419-009-A/re-ein-herz-fuer-laura/ [Stand: 03.04.2021].

Für die vorliegende Arbeit wurde die Umfrage mit der Website www.umfrageonline.de erstellt (Anhang 20-22). Der Link zur Umfrage URL war vom 09.03.2021 bis 09.04.2021 gültig und wurde in Zwischenzeit deaktiviert (https://www.umfrageonline.com/s/947abad). [Zuletzt geprüft: 18.04.2021].

8. Bildverzeichnis

Für die vorliegende Arbeit wurde für die Erstellung der Statistiken zu der Umfrage (Abb. 1-6) mit dem Programm Canva (https://www.canva.com/) gearbeitet. [Zuletzt geprüft: 17.03.2021].

Die Abbildungen 7-10 stammen aus eigener Aufnahme.

11 Bundesamt für Statistik (2016): Indikatoren der Lebensqualität.
https://www.bfs.admin.ch/bfs/de/home/statistiken/querschnittsthemen/city-statistics/indikatoren-lebensqualitaet.html [Stand: 05.04.2021].

12 Bundeszentrale für gesundheitliche Aufklärung (2020): „Wissen, Einstellung und Verhalten der Allgemeinbevölkerung (14 bis 75 Jahre) zur Organ- und Gewebespende".
https://www.bzga.de/fileadmin/user_upload/PDF/pressemitteilungen/daten_und_fakten/Info-Blatt-16.-September-2020.pdf [Stand: 09.04.2020].

13 Bundeszentrale für gesundheitliche Aufklärung (2019): Wissen, Einstellung und Verhalten der Allgemeinbevölkerung zur Organ- und Gewebespende. Ergebnisse der Repräsentativbefragung 2018.
https://www.bzga.de/fileadmin/user_upload/PDF/studien/Organ_und_Gewebespende_2018_Ergebnisbericht.pdf [Stand: 09.04.2020].

14 Bundeszentrale für gesundheitliche Aufklärung (2019): Wissen, Einstellung und Verhalten der Allgemeinbevölkerung zur Organ- und Gewebespende. Ergebnisse der Repräsentativbefragung 2018.
https://www.bzga.de/fileadmin/user_upload/PDF/studien/Organ_und_Gewebespende_2018_Ergebnisbericht.pdf [Stand: 09.04.2020].

15 Bundeszentrale für gesundheitliche Aufklärung (2021): Die Entscheidungslösung in Deutschland und gesetzliche Regelungen in anderen europäischen Ländern.
https://www.organspende-info.de/gesetzliche-grundlagen/entscheidungsloesung.html [Stand: 14.04.2021].

16 Bundeszentrale für gesundheitliche Aufklärung (2021): Statistiken zur Organspende für Deutschland und Europa. https://www.organspende-info.de/zahlen-und-fakten/statistiken.html [m: 02.04.2021].

17 Deutsche Stiftung Organtransplantation (2019): Jahresbericht Organspende und Transplantation in Deutschland 2019. https://dso.de/SiteCollectionDocuments/DSO-Jahresbericht%202019.pdf [Stand: 01.04.2021].

18 Deutsche Stiftung Organtransplantation (2021): Statistiken zur Organspende im Überblick.
https://www.dso.de/organspende/statistiken-berichte/organspende [Stand: 01.04.2021].

19 Deutsche Stiftung Organtransplantation (2019): Jahresbericht Organspende und Transplantation in Deutschland 2019. https://dso.de/SiteCollectionDocuments/DSO-Jahresbericht%202019.pdf [Stand: 01.04.2021].

9. Abkürzungsverzeichnis

Abb. … Abbildung

Anh. … Anhang

anon. … anonym

Art. … Artikel

bspw. … beispielsweise

bzgl. … bezüglich

d. h. … das heißt

ebd. … ebenda

ET … Eurotransplant

GG … Grundgesetz

Hg. … Herausgeber

i. d. R. … in der Regel

insb. … insbesondere

J. … Jahre

vgl. … vergleiche

z. B. … zum Beispiel

z. T. … zum Teil

10. Abbildungsverzeichnis

10.1 Umgang mit der Diagnose

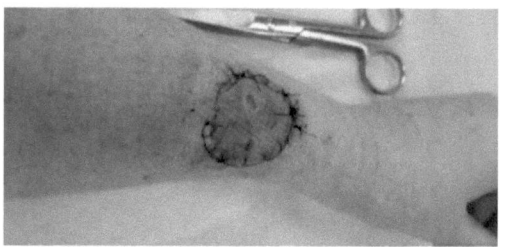

7 transplantiertes Gewebe am Handgelenk, direkt nach der Operation, Dezember 2019

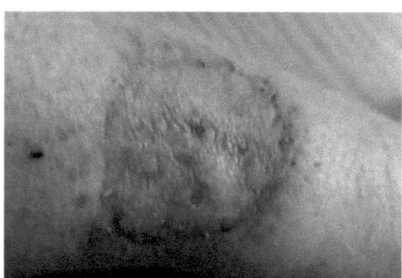

8 transplantiertes Gewebe, 10 Tage nach der Operation

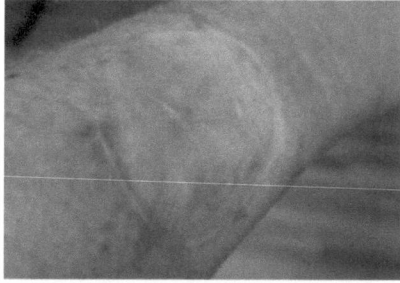

9 angewachsenes Gewebe, 27.03.2021

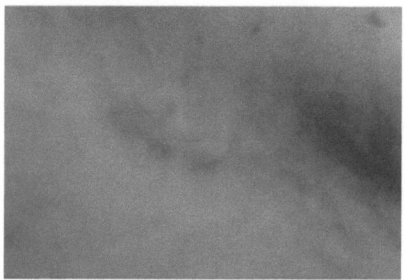

10 Entnahmestelle am Oberarm, 27.03.2021

Dimensionen der Lebensqualität

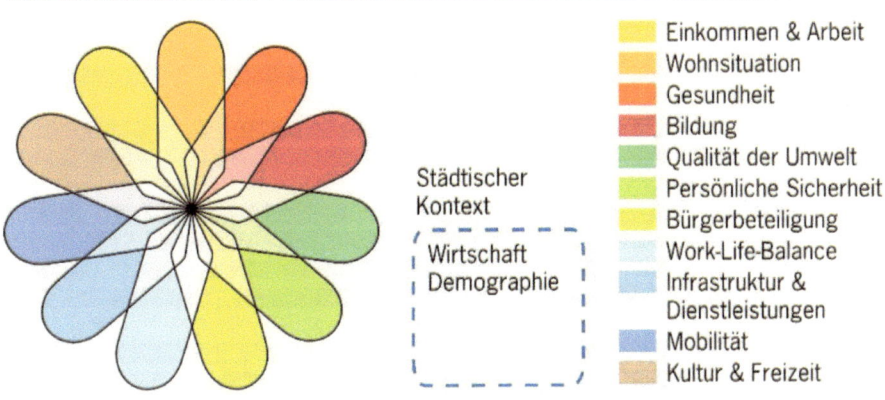

Städtischer Kontext

Wirtschaft
Demographie

- Einkommen & Arbeit
- Wohnsituation
- Gesundheit
- Bildung
- Qualität der Umwelt
- Persönliche Sicherheit
- Bürgerbeteiligung
- Work-Life-Balance
- Infrastruktur & Dienstleistungen
- Mobilität
- Kultur & Freizeit

Quelle: OECD (2014) How's Life in Your Region? Measuring Regional and
Local Well-being for Policy Making; OECD Publishing, Paris;
Design adaptiert durch BFS

© BFS 2016

11 Dimensionen der Lebensqualität

10.2 Organspendepflicht

Man kann ja Organ- und Gewebespender werden, wenn man sich bereit erklärt, nach dem Tod seine Organe,
z. B. für Nieren-, Leber- oder Herzverpflanzungen oder seine Gewebe zur Verfügung zu stellen. Was halten Sie
generell von Organ- und Gewebespende? Stehen Sie dem eher positiv oder eher negativ gegenüber?

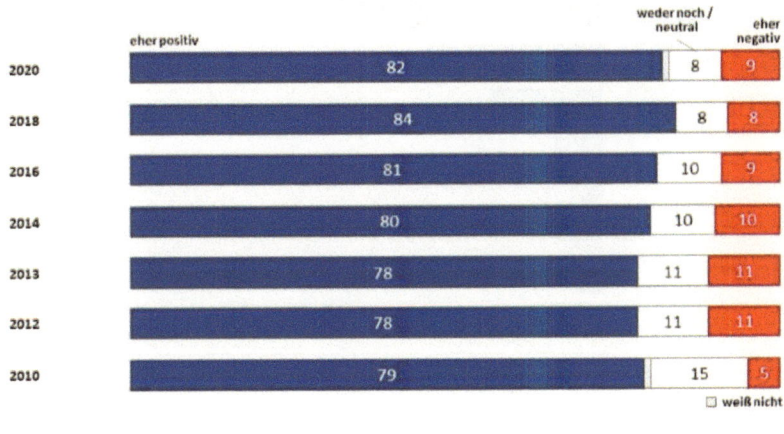

Basis: jeweils alle Befragten

Angaben in Prozent

12 Einstellungen der Bevölkerung zur Organ- und Gewebespende

32

Wären Sie grundsätzlich damit einverstanden, dass man Ihnen nach Ihrem Tod Organe und Gewebe entnimmt - oder wären Sie damit nicht einverstanden?

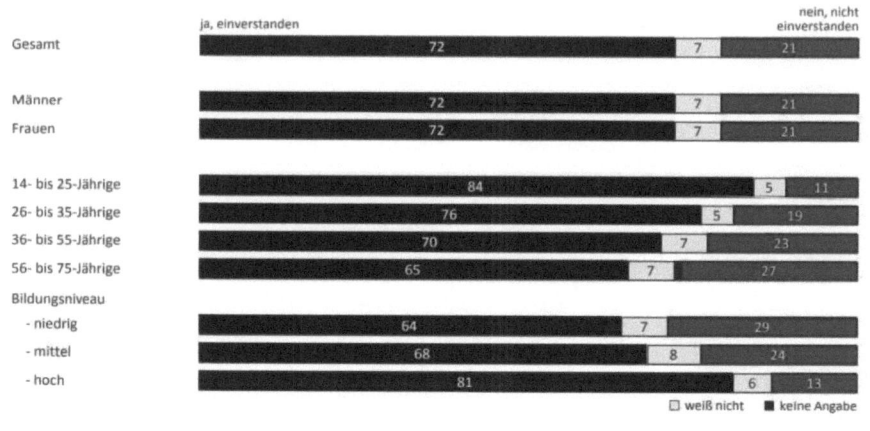

Basis: 4.001 Befragte

Angaben in Prozent

13 Bereitschaft, nach dem Tod Organe oder Gewebe zu spenden, unabhängig vom Besitz eines Spenderausweises

Warum haben Sie Ihre Entscheidung nicht schriftlich festgehalten, zum Beispiel in einem Organspendeausweis oder einer Patientenverfügung? Was ist der wichtigste Grund dafür?

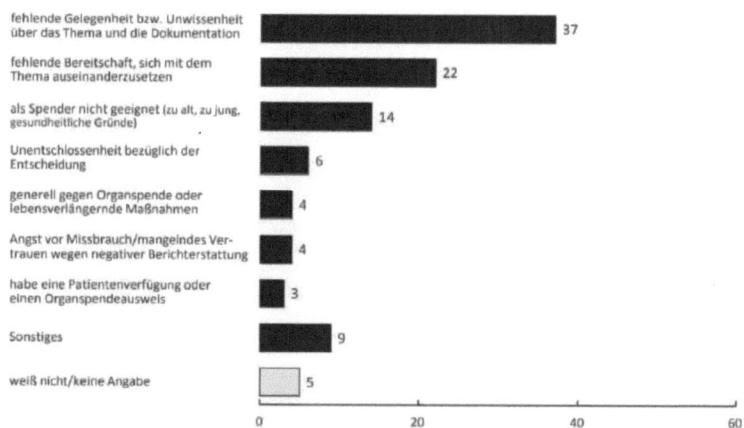

*) offene Frage, Mehrfachnennungen möglich; aufgeführt sind alle Nennungen ab 4 Prozent
Basis: 789 Befragte, die ihre Entscheidung zur Organ- und Gewebespende nicht schriftlich festgehalten haben

Angaben in Prozent

14 Gründe für den Nichtbesitz eines Organspendeausweises

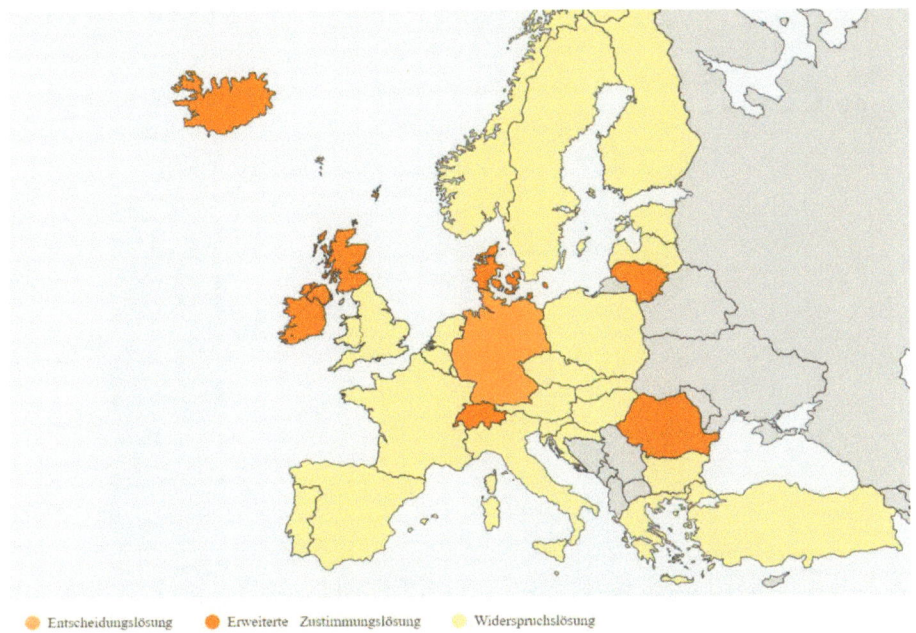

15 Regelungen zur Organspende in Europa

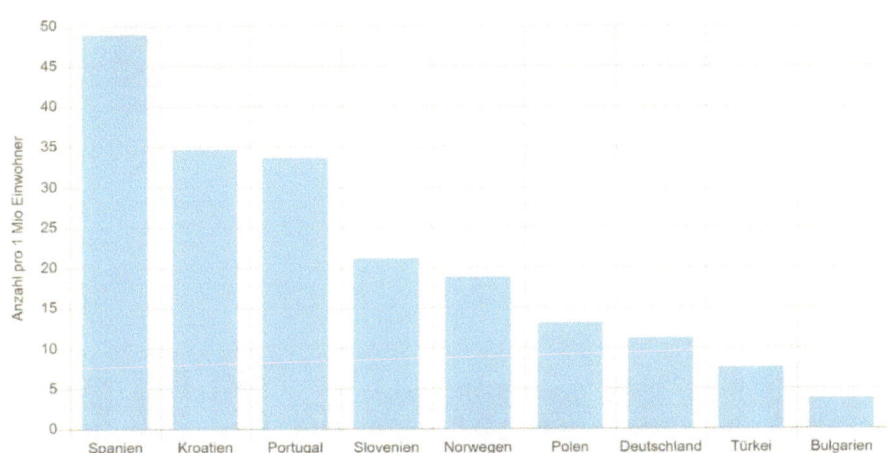

16 Zahlen der Organspender*innen pro 1 Million Einwohner 2019

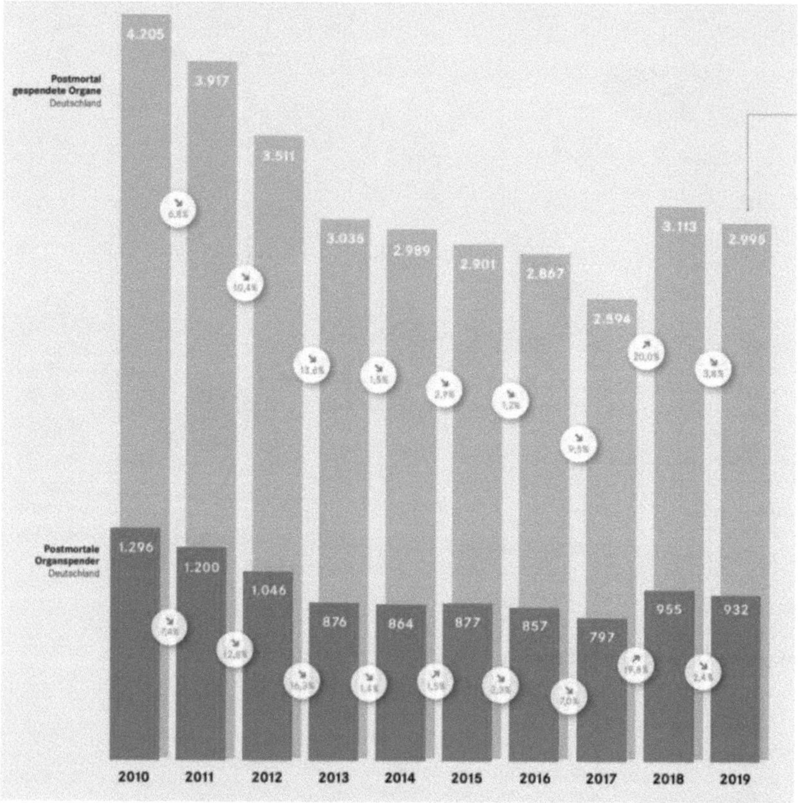

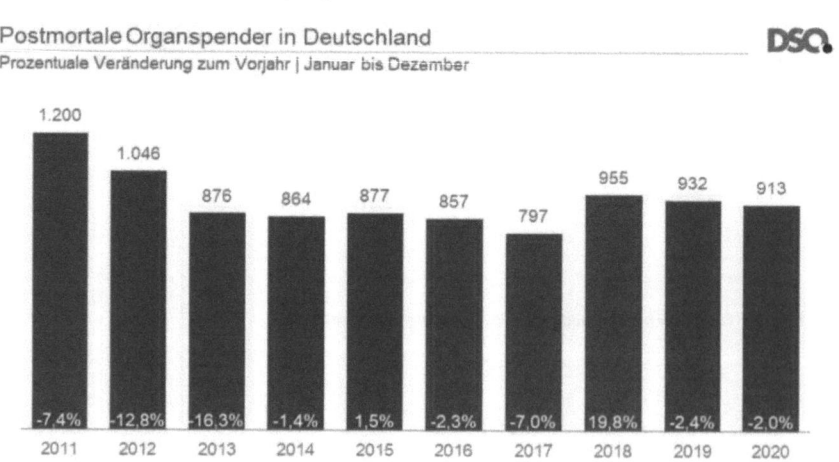

17 Entwicklung der postmortalen Organspende in Deutschland

Postmortale Organspender in Deutschland
Prozentuale Veränderung zum Vorjahr | Januar bis Dezember

DSO.

Jahr	Anzahl	Veränderung
2011	1.200	-7,4%
2012	1.046	-12,8%
2013	876	-16,3%
2014	864	-1,4%
2015	877	1,5%
2016	857	-2,3%
2017	797	-7,0%
2018	955	19,8%
2019	932	-2,4%
2020	913	-2,0%

18 Anzahl der Organspender in Deutschland: Ein zeitlicher Überblick

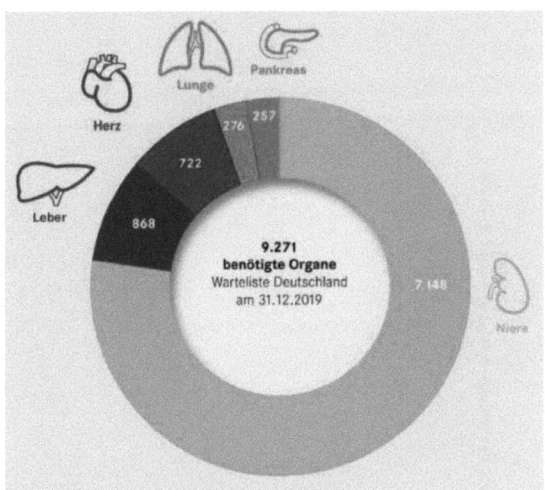

19 Organe auf der Warteliste im Jahr 2019

11. Anhang

Organspende - Pflicht?

Seite 1

Hallo! Mein Name ist   und ich muss in Vorbereitung auf das Abitur eine sogenannte "komplexe Leistung" schreiben. (Eine umfassende schriftliche Arbeit zu einem selbst gewählten Tema in einem beliebigen Fach). Hierfür habe ich mich für das Thema "Organtransplantation" entschieden und werde mich mit der Frage "Sollte die Organspende Pflicht sein?" beschäftigen. Gerade zu diesem Thema eignet sich eine Umfrage sehr gut als Arbeitsgrundlage - und da kommen sie ins Spiel. Nehmen sie sich bitte 5 Minuten ihrer Zeit für die folgenden Fragen. Kurz und knapp - das war's dann auch schon!

Seite 2

Für eine möglichst genaue Auswertung dieser Umfrage benötige ich Ihr Alter. Diese Information wird genau wie alle folgenden Angaben nicht an Dritte weitergegeben. *

Alter

Sind Sie bereits vor dieser Umfrage mit dem Thema Organspende in Kontakt gekommen? *

◯ Ja

◯ Nein

◯ Sonstiges

Sind Sie persönlich bzw. Personen ihres näheren Umfeldes von einer Organtransplantation betroffen? *

○ persönlich betroffen
○ Familienmitglied(er)
○ Freund(e)
○ Bekannt(e)
○ aus meinem Umfeld ist niemand betroffen
○ Sonstiges: [   ]

21 Umfrage Seite 2

Seite 3

Sollte Ihrer Meinung nach das Spenden von Organen nach dem Tod verpflichtend sein? *

○ Ja
○ Nein
○ Andere Ansicht [   ]

Aus welchem Grund vertreten sie diese Ansicht? "

Welche Bedingungen/Regeln müssten einer solchen Organspendepflicht vorrausgesetzt werden?

» Umleitung auf Schlussseite von Umfrage Online (ändern) .

22 Umfrage Seite 3

Fragebogen Organempfänger

Name: __Fr. G.__   Alter: __ca 50 Jahre__

Transplantiertes Organ: __Niere__

Datum der Transplantation: __2. Feb. 2011__

Spender: __Hr. G. (ihr Mann)__

---

1. Was war der Grund für die Transplantation? → __Lebensqualität__
   - Dialyse 3x/Woche wäre zu einschränkend gewesen
   - „Dialyse bedeutet Einschränkung, Transplantation Freiheit."
   - Dialyse beeinflusst komplett das Leben

2. Wie haben Sie sich gefühlt, als man Ihnen sagte, Sie bräuchten ein Spenderorgan?
   - Angst, Panik
   - Es ist nicht selbstverständlich, etwas gespendet zu bekommen
   - Nachdenken über sich selbst: „Ich war tagelang mit mir selbst beschäftigt.", „Es geht einem alles mögliche durch den Kopf."

3. Wie haben sie reagiert, als sich ihr Mann bereiterklärt hat, die Niere zu spenden?
   - Erleichterung, Glück, Freude
   - „man denkt erstmal nur an die eigene Gesundheit"
   - kurz vor OP nervös, es geht einem alles durch den Kopf
   - Gefühlschaos, auch beim Spender → saß tränenüberströmt da
   - „man denkt erstmal nicht an die Folgen für den Spender."

4. Gab es Risiken, die Sie bewusst auf sich genommen haben? ja/(nein)
   - Transplantation stand außer Frage
   - Dialyse wäre zu einschränkend gewesen, man hätte kaum Freiheit gehabt.

5. Haben Sie durch die Transplantation Komplikationen im Alltag? (ja)/nein → wenig
   - Tabletten nehmen (Mahlzeiten-abhängig, in davor und danach nichts essen)
   - Essensplan teilweise schwierig, aber machbar, gewohnheitssache

---

6. Was halten sie von einer Organspendepflicht in Deutschland? (dafür)/dagegen → auf jeden Fall, fest entschlossen
   „niemand ist sich bewusst, wie viel davon abhängen kann."

7. Welche Regeln müssten einer solchen Pflicht vorausgesetzt werden?

---

23 Interviewbogen Empfänger

Fragebogen Organspender

Name: __Hr. G.__   Alter: __ca 50 Jahre__

Transplantiertes Organ: __Niere__

Datum der Transplantation: __2. Feb 2011__

Empfänger: __Fr. G. (seine Frau)__

1. Was hat Sie dazu bewegt, __ihre Niere__ zu spenden?
   - Liebe
   - finanzielle Hintergründe: Frau ohne Transplantation nicht mehr arbeitsfähig, Entschädigung von 500-600€ mtl. reichen zum Leben nicht aus

2. Wie haben Sie sich gefühlt, als man __ihrer Frau__ sagte, __sie__ bräuchte ein Spenderorgan?
   - geahnt, teilweise darauf vorbereitet gewesen
   - Man fragt sich selbst: „Macht man es oder nicht?"
   - Grund: finanzielle Existenz, Liebe, potenzielle Behinderung (-aspekte)

3. Gab es Risiken, die Sie bewusst auf sich genommen haben?   (ja)/nein
   - jede OP ist gefährlich
   - Niere bekommt man nicht wieder (dachte erst, dann aber doch nicht) ⇒ 1.OP = sehr
   - Gefahr, dass es nicht funktioniert   nervös
   - „Es gibt kein Zurück mehr"   → klein, unwesentlich

4. Haben Sie durch die Transplantation Komplikationen im Alltag?   (ja)/nein
   - man ist nicht mehr so leistungsfähig, obwohl die andere Niere wächst ⇒ es wird nie so wie früher werden

5. Was halten sie von einer Organspendepflicht in Deutschland?   (dafür)/dagegen
   - unter bestimmten Bedingungen ⌐ siehe 6.
   - unverständnis für die Ent-scheidung der Regierung gegen die Widerspruchslösung

6. Welche Regeln müssten einer solchen Pflicht vorausgesetzt werden?
   - einreichen von Widerspruch, wenn man nicht spenden will
   - wie in den Niederlanden

24 Interviewbogen Spender

Fragebogen Organspender

Name: ▬▬▬▬▬ Alter: 68 Jahre

Transplantiertes Organ: Haut

Datum der Transplantation: Dez. 2019

Art der Transplantation: Gewebetransplantation

---

1. Was war der Grund für die Transplantation? -> Lebenswichtig
   - schwarzer Hautkrebs am Handgelenk

2. Wie haben Sie reagiert, als man Ihnen sagte, sie bräuchten ein*e Haut-transplantation?
   - keine Wahl, wenn nicht = Tod
   - keine Angst: Krebs saß nicht tief, kein Befall der
     Lymphknoten, wenig OP-Risiko
     => froh darüber

3. Wie lief die Transplantation ab?
   - Entnahme Gewebe Oberarm, herausschneiden Krebs
     Handgelenk -> örtliche Betäubung
   - Annähen des Haut vom Oberarm
   - 10 Tage später -> Fäden ziehen, zum Glück angewachsen
   - 1 Jahr keine Sonne = Verband

4. Gab es Risiken, die Sie bewusst auf sich genommen haben? ✓ ja/nein -> keine Wahl
   - zähet nur wieder gesund zu werden -> "Es gab nur
     sterben oder gesund werden." | Verletzung Nerv Daumen =
   - Krebs definitiv rechtzeitig erkannt | Lebenslanger Schmerz
   - Haut könnte nicht anwachsen oder Krebs kommt zurück
     -> wenige, unscheinbar

5. Haben Sie durch die Transplantation Komplikationen im Alltag? ja/nein
   - halbi., Kontrolle vom Hausarzt
   - 1 Jahr keine Sonne an der Stelle
   - mit Hund aufpassen, Katze darf nicht kratzen
   - sensible Stelle   ⎫ stört kaum
   - tägl. eincremen   ⎭

25 Interviewbogen Erfahrungsbericht zur Hauttransplantation

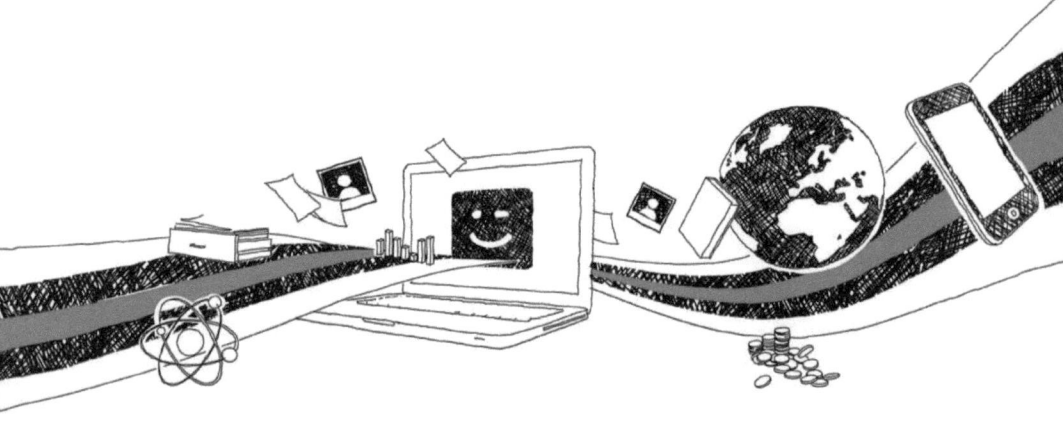
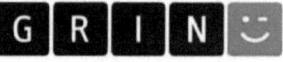